Georg Hofstätter, MSc und Julia Bintinger, MSc (Herausgeber)

GoodHealth-Coach®

Das kompakte Kompendium der Nährstoffe

Im Auftrag der MIRACON Science GmbH

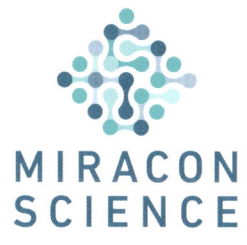

MIRACON SCIENCE

Institut für Mikronährstoffe
und Nutritivmedizin

Abbildungsnachweis:

Getty Images: S. 10, 13, 42, 51, 66, 72, 76, 81, 83
Shutterstock: S. 6, 22, 25, 28, 32, 54, 58, 70, 86, 91
Biogena: S. 24, 34, 88

© MIRACON Science GmbH, Strubergasse 24, 5020 Salzburg
2. Auflage 2021

Umschlag: Biogena, Antje Nowak
Umschlagfoto: Getty Images,, aLittleSilhouetto
Grafik: Malanda-Buchdesign Andrea Malek-Rappitsch, 8321 St. Margarethen/R.
Projektbetreuung: Verlagshaus der Ärzte GmbH, Nibelungengasse 13, 1010 Wien
(Hagen Schaub)
Druck & Bindung: Ferdinand Berger & Söhne GmbH, 3580 Horn
Printed in Austria

MIRACON Science – das Institut für Mikronährstoffe und Nutritivmedizin

Wir, das rund 30-köpfige Team der MIRACON Science, sind leidenschaftliche Expertinnen und Experten aus den umfangreichen Fachbereichen der Naturwissenschaften (Biologie, Genetik, Ernährungswissenschaften), Pharmazie u. v. m. Tagtäglich tauchen wir mit geballter Kompetenz und ganzheitlicher Ausrichtung in die Welt der Nutritivmedizin, Mikronährstoffe und Diagnostik ein. Über eigene Anwendungsbeobachtungen, Studien, internationale Forschungstätigkeiten, die Zusammenarbeit mit Universitäten sowie Forschungseinrichtungen, Literaturrecherchen, den Aufbau unserer Wissensdatenbank und Tätigkeiten im Digital-Health-Bereich, erarbeiten wir mit großer Begeisterung die wissenschaftliche Basis für die gesamte Biogena Group und unsere Community. Wir machen uns durch unsere Studien und Anwendungsbeobachtungen einen Namen in der wachsenden Gemeinschaft gesundheitsorientierter Menschen, Ärzte und Therapeuten und möchten ein aktives Stück mehr zur weltweiten Gesundheit und zum Wohlbefinden beitragen. Unsere intensiven Forschungsarbeiten zu vielfältigen Produkten untermauern deren Bedeutung für Gesundheit und Wohlbefinden und erweitern den Blick auf den Wert komplementärer Methoden als Ergänzung zur Schulmedizin. Das Team der MIRACON Science wird diesen Weg mit starkem, kooperativem Fokus und immer im Auftrag der gesundheitsorientierten Menschen, also in Ihrem Auftrag, konsequent weiterverfolgen.

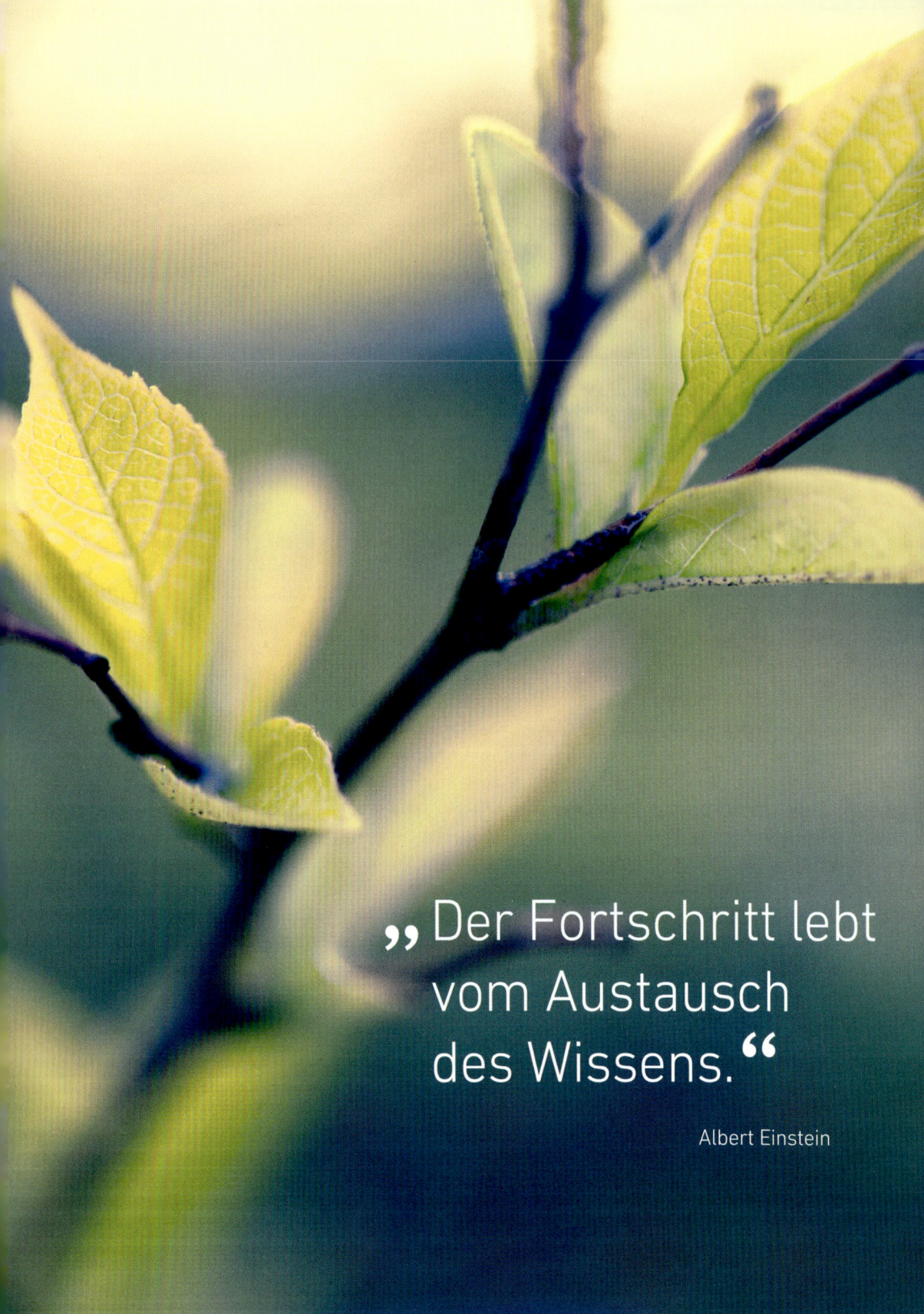

„Der Fortschritt lebt vom Austausch des Wissens."

Albert Einstein

Was steckt dahinter?

Unser Körper wird täglich mit verschiedensten Herausforderungen und Belastungen konfrontiert. Ausgewogene Ernährung, regelmäßige Bewegung und bewusste Fürsorge für die eigene Psyche tragen zu einem gesunden Körper und Geist bei. In unserer Umwelt finden sich viele Viren, Bakterien und Fremdstoffe, die im menschlichen Körper unterschiedliche Wirkungen verursachen können. Zusätzlich schwächt unsere heutige Lebensweise mit veränderten Umweltbedingungen, einer zunehmend unausgewogenen Ernährung, zu viel Stress und mangelnder Bewegung unseren Körper. Das Beste, um solchen Bedrohungen entgegenzuwirken, ist der smarte Einsatz von Wissen und die Verantwortungsübernahme für die eigene Gesundheit. Dieses Wissen möchten wir möglichst vielen Menschen zur Verfügung stellen.

Belastungspyramide

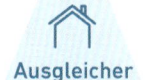
Ausgleicher

Stufe 3: Ausgleicher
Nährstoffe, die sich auf die Resilienz auswirken, Ihnen helfen, in stressigen Situationen die Ruhe zu bewahren und gelassener mit herausfordernden Situationen umzugehen

Helfer

Stufe 2: Helfer
Nährstoffe, die Ihnen helfen, Situationen erhöhter Belastung zu bewältigen, werden als Ergänzung zu den Stufe-1-Nährstoffen gesehen.

Klassiker

Stufe 1: Klassiker
Diese Nährstoffe bilden die Basis und sind wichtig für eine normale Funktion der Körperfunktionen.

Inhalt

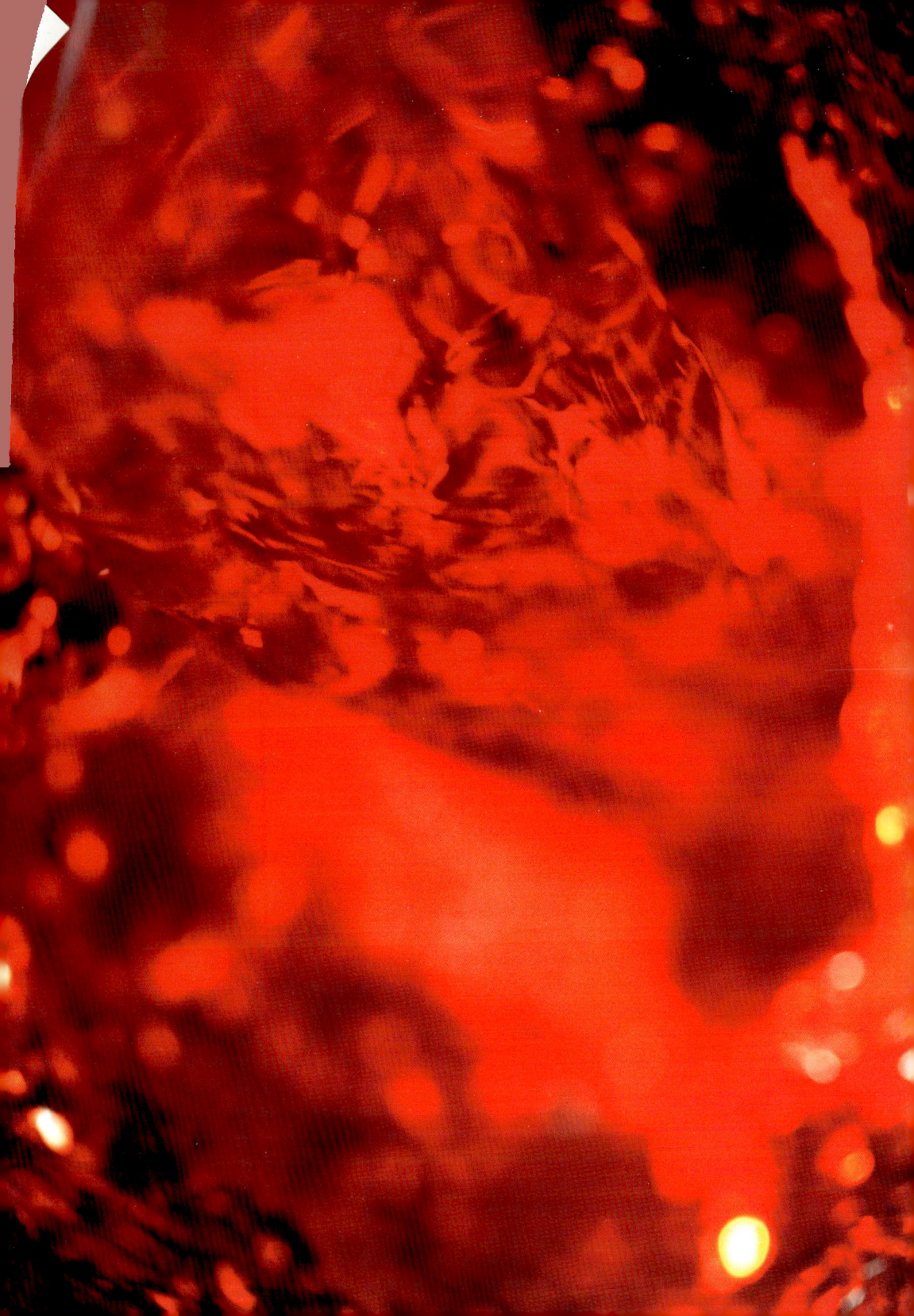

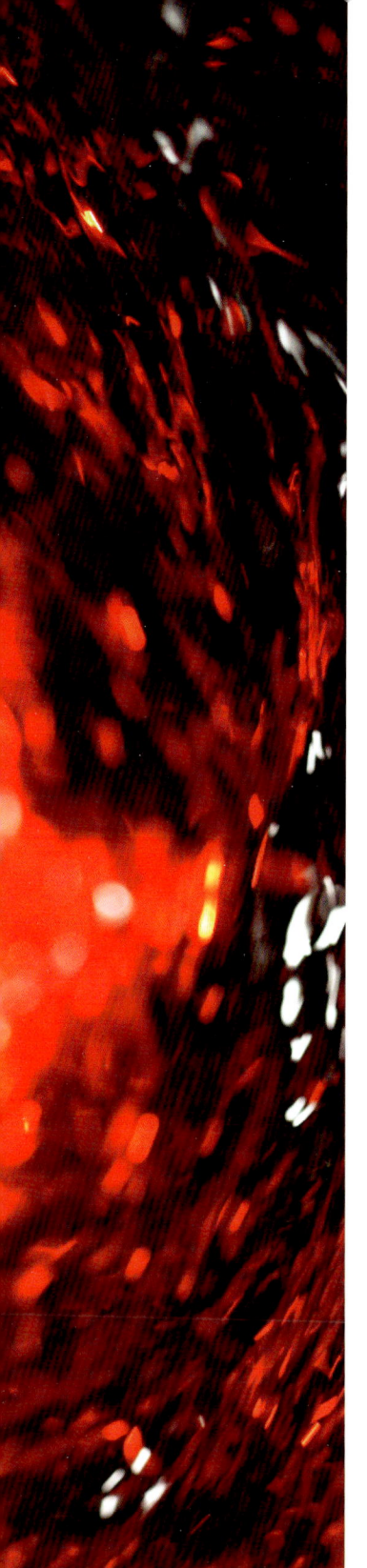

Blutdruck

1 | Faszination
Herz-Kreislauf-System

100.000 Herzschläge zählt ein Tag, drei Milliarden ein Menschenleben. Unaufhörlich schlägt unser Herz und pumpt das gesamte Blut binnen einer Minute durch das etwa 96.000 Kilometer lange Gefäßsystem. Nur so können die Milliarden Körperzellen, aus denen das Wunderwerk Mensch besteht, mit Sauerstoff und lebenswichtigen Nährstoffen versorgt werden. Mit jedem Schlag baut sich hierbei im arteriellen System eine Druckwelle auf, die wieder abebbt, sobald das Blut in die Organe gelangt. Alles in allem ein perfekter Regelkreislauf also, innerhalb dessen gefühls- und aktivitätsbedingte tageszeitliche Blutdruckschwankungen ganz normal sind. Ist der Blutdruck jedoch dauerhaft erhöht, spricht man von einer Hypertonie, die im täglichen Sprachgebrauch Bluthochdruck genannt wird. Bei der Blutdruckmessung werden zwei Werte gemessen. Die Anspannungs- und Blutauswurfphase des Herzens wird als Systole bezeichnet. Die

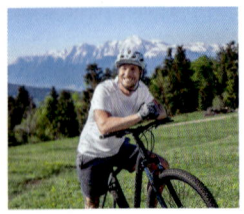

„Auch wenn es mir die meiste Zeit gut geht, leide ich oft unter unspezifischen Symptomen wie Kopfschmerzen, Herzrasen und Schwindel. Spätestens wenn ich meinen Blutdruck messe, weiß ich, dass ich etwas tun muss, um ihn zu senken. Bislang dachte ich, das betrifft nur ältere Menschen – falsch gedacht."

Diastole (unterer Messwert) entspricht dem niedrigsten Druck während der Entspannungs- und Erweiterungsphase des Herzmuskels. Die Normalwerte und weitere Kategorisierungen sind in Tabelle 1 (Kapitel 4) zu sehen.

Tag für Tag ein zu hoher Systemdruck – das überlastet auf lange Sicht das Herz und weitere lebenswichtige Organe. Die Gefäße verkalken vorzeitig, weswegen Hypertonie auch eine der führenden Ursachen von Herz-Kreislauf-Erkrankungen ist. Gleichsam können auch Nieren- und Augenerkrankungen von einem zu hohen Blutdruck herrühren. Das Gefährliche an Hypertonie ist, dass es den Betroffenen meist lange Zeit gut geht. Mehr noch – sie fühlen sich, als könnten sie Bäume ausreißen, und so wird eine Hypertonie oft eher zufällig festgestellt, altersunabhängig. Wenn Bluthochdruck durch die oftmals fehlenden Symptome über längere Zeit unentdeckt bleibt, ist der Weg zu fatalen Folgeerkrankungen geebnet. Darunter fallen Herzinsuffizienz (Herzschwäche), koronare Herzkrankheit, Herzhypertrophie (Verdickung des Herzmuskels), Herzinfarkt, Änderungen der Nierenstruktur bis hin zum Nierenversagen, Schädigungen kleiner Hirngefäße mit Demenz als Folge, Gefäßveränderungen der Augen bis hin zu Erblinden und Durchblutungsstörungen der Beine.

Die gute Nachricht aber vorweg: Der Erkrankung kann man aktiv den Wind aus den Segeln nehmen, indem man sich für einen gesünderen Lebensstil entscheidet. Hierzu zählt eine herzgesunde, pflanzenbasierte Ernährung, der Verzicht auf Genussgifte (z. B. Alkohol, Nikotin), Bewegung (idealerweise Ausdauersport, mehrmals wöchentlich) und das Abspecken von überschüssigen Pfunden. Von Letzterem profitiert nicht nur das Wohlbefinden: Pro 10 kg weniger Gewicht sinkt der Blutdruck um rund 8:8 mmHg.[1] Und *last but not least* kann auch hilfreiche Unterstützung in Form von Mikronährstoffen geholt werden.

2 | Schlüsselnährstoffe

 Blutdruckklassiker

Kalium gilt vor allem im Rahmen der evidenzbasierten DASH-Diät (Dietary Approaches to Stop Hypertension) als wichtige Säule der nachhaltigen Reduktion von Hypertonie. Die Zufuhr kaliumreicher Lebensmittel soll laut American Heart Association zu einer 17%igen Senkung des Hypertonierisikos führen und die Lebensspanne statistisch um 5,1 Jahre erhöhen. Metaanalysen beweisen die blutdrucksenkende Wirkung von Kalium: Es verringert den systolischen Blutdruck um 5,9 mmHg sowie den diastolischen Blutdruck um 3,4 mmHg, bei Langzeitsupplementierungen sogar um 8,2 mmHg systolisch sowie um 4,5 mmHg diastolisch. [2], [3]

Eine Substitution mit **Magnesium** zum Ausgleichen des Mineralstoffhaushalts ist empfehlenswert, da eine Unterversorgung mit diesem Mikronährstoff unter anderem mit Hypertonie in Zusammenhang steht. Eine Steigerung der Magnesiummenge im Blut senkt die Aldosteronmengen. Aldosteron ist ein blutdrucksteigerndes Hormon und eine Senkung des Aldosteronspiegels geht mit einer Reduktion des Blutdrucks einher. Koronare Herzerkrankungen werden allgemein mit einem niedrigen Magnesiumstatus in Verbindung gesetzt, wodurch sich auch die therapeutischen Erfolge einer Magnesiumsubstitution bei Hypertoniepatienten erklären. [4]

Langkettige, mehrfach ungesättigte **Omega-3-Fettsäuren** wie Docosahexaensäure (DHA) und Alpha-Linolensäure (ALA), die mitunter reichlich in fettreichen Fischen oder pflanzlichen Gesundheitsölen wie Leinöl vorkommen, können vielfältige gesundheitsfördernde Wirkungen haben und das Immun-, Nerven- und Herz-Kreislauf-System schützen. Des Weiteren sind Omega-3-Fettsäuren potente Antioxidantien und wichtig für die Flexibilität und Durchlässigkeit der Zellmembranen und schützen mit ihren blutverdünnenden Effekten das Herz. [5]

 Blutdruckhelfer

Grüner Tee, der aus der Pflanze *Camellia sinensis* gewonnen wird, ist eine der wichtigsten Quellen für die Aufnahme von Flavonoiden. Die wichtigsten Auswirkungen von Grüntee auf die Gesundheit werden dabei auf die Catechine (EGCG) zurückgeführt, die als stark antioxidative Nährstoffe bekannt sind. Mehrere Studien deuten darauf hin, dass der Konsum von grünem Tee den systolischen Blutdruck signifikant reduziert und zudem auch eine signifikante Senkung des diastolischen Blutdrucks induzieren kann.[6]

Astaxanthin und **Lykopin** sind Carotinoide, die in Grünalgen und rotem Fruchtgemüse wie Tomaten vorkommen und die Gefäßfunktion verbessern können. Daneben weisen sie antioxidative, entzündungshemmende, blutdrucksenkende und gefäßschützende Effekte auf, aber auch die Fähigkeit, das metabolische Profil zu verbessern und die Anpassungsfähigkeit der Gefäße zu erhalten. Aus diesem Grund können Astaxanthin und Lykopin bei Menschen mit Bluthochdruck ihre positive Wirkung entfalten.[7]

Bluthochdruck ist mit Veränderungen verschiedener Stoffwechselwege sowie mit oxidativem Stress verbunden. Studien zeigen, dass die Aminosäure **L-Arginin** die Insulinresistenz dämpft, die Stickstoffproduktion erhöht, den oxidativen Stress reduziert und die Gefäßfunktion verbessert. Im Idealfall kann eine Lebensstiländerung mit einer ausgewogenen Ernährung wie der DASH-Diät sinnvoll sein, um den größten Nutzen aus Nährstoffen mit blutdrucksenkenden Eigenschaften zu ziehen.[8], [9]

3 | Lifestyleempfehlungen

Die beschriebenen Lyfestyleemfehlungen zeigen laut Studien folgende Effekte auf den systolischen und den diastolischen Wert (Tab. 1):

Dass übermäßiges Übergewicht in Form von Adipositas (BMI: >30) schädlich für die Gesundheit ist, ist bereits bekannt. Zahlreiche Studien belegen, dass Menschen mit Adipositas nicht nur oft unter Bluthochdruck als Begleiterkrankung leiden, sondern auch ein erhöhtes Risiko aufweisen, überhaupt Bluthochdruck zu entwickeln. Eine Gewichtsreduktion stellt die effektivste Methode zur Senkung des Blutdrucks bei gleichzeitiger Adipositas dar. Schon bei einer Gewichtsabnahme von 5 kg können Sie eine Reduktion des systolischen Blutdrucks um etwa 4,4 mmHg sowie des diastolischen Blutdrucks um etwa 3,5 mmHg erwarten.[1] Oftmals kann auch das Führen eines Ernährungstagebuchs dabei helfen, ungünstige Ernährungsmuster, z. B. regelmäßiges Snacken, zu tracken und dahingehend aufzulösen.

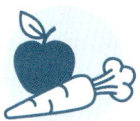

Eine abwechslungsreiche und gesunde Ernährung bildet eine wesentliche Gesundheitssäule und hat auch einen großen Einfluss auf unser Herz-Kreislauf-System. Vor allem die in den 90er-Jahren entwickelte DASH-Diät stellt eine effektive und durch die Wissenschaft erprobte Ernährungsweise zur Senkung des Blutdrucks dar. Durch den Konsum von frischem Obst und Gemüse, Ballaststoffen in Form von Vollkornprodukten und Hülsenfrüchten, fettarmen Eiweißquellen in Kombination mit hochwertigen Gesundheitsölen und eine gezielte Salzreduktion bei gleichzeitiger Meidung von zuckerreichen Speisen lässt sich der systolische Blutdruck um 11 mmHg, der diastolische Blutdruck um bis zu 6 mmHg senken.[10]

Alkohol wirkt sich nachweislich auf viele Bereiche des Körpers negativ aus, so auch auf unsere Blutgefäße. In zahlreichen Studien konnte bereits ein Zusammenhang zwischen Alkoholkonsum und Bluthochdruck belegt werden, insbesondere in Bezug auf ein gesteigertes Risiko einer potenziellen Unterzuckerung (Hypoglykämie). In der Regel sollten gesunde Männer weniger als 20 g, gesunde Frauen weniger als 10 g Alkohol pro Tag zu sich nehmen. Gemessen in Standardgläsern entsprechen 10–12 g Alkohol etwa 0,3 l Bier, 0,125 ml Wein, 0,1 l Sekt oder 4 cl Schnaps. Studien zufolge lässt sich so der systolische Blutdruck um 10 mmgHg und der diastolische Blutdruck um 6 mmHg senken.[11], [12]

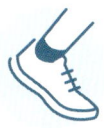

Regelmäßige Bewegung ist wichtig für unseren Körper, vor allem für unser Herz-Kreislauf-System, um „Druck" abzulassen. Nicht nur in der Vorbeugung, sondern auch bei bereits bestehendem Bluthochdruck kann sportliche Betätigung eine gute Möglichkeit darstellen, um den Blutdruck auf natürliche Art und Weise zu senken. Studien haben ergeben, dass eine durchdachte Kombination von Ausdauer- und Krafttraining den systolischen Blutdruck um 13 mmHg und den diastolischen Blutdruck um 8 mmHg verbessern kann. Tun Sie also Ihrem Körper etwas Gutes und werden Sie schon heute aktiv.[13]

Der enge Zusammenhang zwischen Bluthochdruck und der Salzaufnahme über die Nahrung ist bekannt und durch mehrere Studien belegt. Eine **Reduzierung der Salzzufuhr über die Nahrung senkt nicht nur den Blutdruck,** sondern ist auch mit einer geringeren Sterblichkeit aufgrund von Herz-Kreislauf-Erkrankungen verbunden. Bei Betroffenen mit Hypertonie, aber auch bei Menschen mit normalem Blutdruck kann eine verringerte Salzaufnahme den systolischen Blutdruck um 6 mmHg und den diastolischen Blutdruck um 4 mmHg senken. Verzichten Sie also in Zukunft auf übermäßiges Salzen und machen Sie stattdessen von der Vielfalt an Kräutern Gebrauch, um den Geschmack eines Gerichts abzurunden![14]

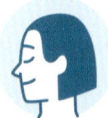

Vieles deutet darauf hin, dass Stress zu Bluthochdruck und Herz-Kreislauf-Erkrankungen beiträgt. Aus diesem Grund sind regelmäßige Entspannung (z. B. durch Meditation, Yoga, autogenes Training oder progressive Muskelentspannung) und das Einhalten von Pausen im hektischen Alltag wichtig, um dem Körper die nötige Ruhe zu gönnen. Aus Studien geht hervor, dass in diesem Zusammenhang besonders Meditieren mit einer signifikanten Senkung des Blutdrucks verbunden ist. Bei regelmäßiger Ausführung kann hier eine Reduktion des Blutdrucks um bis zu 5 mmHg erwartet werden. Relaxen Sie also regelmäßig, senken Sie Ihren Stresslevel und meditieren Sie – Ihr Körper wird es Ihnen danken.[15]

Rauchen ist für unser Herz-Kreislauf-System ein Risikofaktor, weswegen die Rauchentwöhnung als eine der wirksamsten Lifestylemaßnahmen zur Vorbeugung vieler kardiovaskulärer Erkrankungen inklusive Bluthochdrucks gilt. Rauchen selbst übt durch die Stimulation des sympathischen Nervensystems einen blutdrucksteigernden Effekt aus, hat zusätzlich negative Auswirkungen auf die Arterien und fördert ihre Erkrankung. Studien belegen in diesem Zusammenhang außerdem, dass Rauchen bereits bestehenden Bluthochdruck verstärkt.[16]

4 | Fragen an den Experten

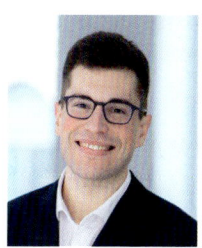

Michael Wäger, MSc
*Biochemiker, Ernährungs-
wissenschaftler und Leiter
des MIRACON-Science-
Wissenschaftsteam*

Was ist die DASH-Diät?

Die DASH-Diät (Dietary Approaches to Stop Hypertension, deutsch: Er-
nährungsansatz zur Senkung des Blutdrucks) ist eine vom American
National Institute of Health (NIH) entwickelte Ernährungsweise zur
Senkung des Blutdrucks. Der Fokus liegt dabei auf dem Konsum von
frischem Obst und Gemüse, fettarmem Fleisch und Milchprodukten oder Milchalternativen wie Hafer-, Mandel- und Lupinenmilch,
Vollkornprodukten sowie Fisch, Nüssen, Bohnen und hochwertigen
Gesundheitsölen (z. B. Lein- und Leindotteröl) mit einer täglichen
Energiezufuhr von 2000 kcal. Im Gegensatz dazu sollen Lebensmittel,
welche reich an gesättigten Fettsäuren sind (z. B. Milchprodukte mit
vollem Fettgehalt, rotes Fleisch, verarbeitetes Fleisch und Wurstwaren
als auch tropische Öle wie Palm- und Kokosnussöl), sowie zuckerhaltige Snacks und Getränke nur begrenzt konsumiert werden. Das
Herzstück der DASH-Diät ist aber die Reduktion von Kochsalz (maximal
2300 mg Natrium pro Tag), die in Verbindung mit den empfohlenen Lebensmitteln zu einer deutlichen Senkung des Blutdrucks führen kann.[17]

Wie wirkt sich die DASH-Diät konkret auf den Körper aus?

Bisherige Forschungen konnten zeigen, dass die DASH-Diät ein effektiver Ernährungsansatz in der Prävention und Behandlung von Hypertonie ist.[10] So legte eine Studie nahe, dass eine DASH-Diät mit der niedrigeren Natriumaufnahme von 1500 mg pro Tag (800 mg Natrium pro Tag
weniger als die Standard-DASH-Diät) den Blutdruck noch weiter senken
kann.[18] In einer achtwöchigen klinischen Studie mit Diabetikern führte
die Diät zu reduzierten kardiometabolischen Risikofaktoren, besonders
in puncto Gewicht und Cholesterinspiegel.[19] Diese Diät geht mit den
aktuellen europäischen Ernährungsempfehlungen konform und kann
als ausgewogene Ernährungsstrategie beschrieben werden, welche zu
einem gesünderen Lebens- und Ernährungsstil führt.

Welchen Stellenwert hat der Lifestyle bei Bluthochdruck?

Ein gesunder Lebensstil stellt nicht nur die beste Vorsorge dar, sondern
ist auch wesentlicher Teil der Therapie einer Hypertonie. So reicht bei
leicht erhöhtem Blutdruck in den meisten Fällen eine Änderung des
Lebensstils, um in einen gesunden Blutdruckbereich zu kommen (sie-
he oben). Besonders den positiven Einfluss regelmäßiger Bewegung
konnten mehrere Studien bereits belegen, wobei beachtet werden
muss, dass Überanstrengung zur Erhöhung des Blutdrucks führen

kann. Regelmäßiges Ausdauertraining von 30 bis 45 Minuten dreimal die Woche kann den Blutdruck um etwa 5 bis 10 mmHg senken. Welche Sportart sich für den Patienten zur Senkung des Blutdrucks eignet, hängt von mehreren Faktoren ab und ist mit dem behandelnden Arzt abzusprechen.[1]

Wenn ich selbst Blutdruck messe: Wann spricht man von Hypertonie?

	Systolisch[1] (mmHg)		Diastolisch[2] (mmHg)
Optimal	<120	und	<80
Normal	120–129	und/oder	80–84
Hoch normal	130–139	und/oder	85–89
Grad-1-Hypertonie	140–159	und/oder	90–99
Grad-2-Hypertonie	160–179	und/oder	100–109
Grad-3-Hypertonie	≥180	und/oder	≥110
Isolierte systolische Hypertonie	≥140	und	<90

Tabelle 1: Definition und Klassifikation der Blutdruckwerte bei Messung durch den Arzt[20]

Die Selbstmessung zu Hause hat gewisse Vorteile: Es ist bekannt, dass die Blutdruckmessergebnisse durch die Anwesenheit von medizinischem Personal beeinflusst werden können. Das hat nichts mit einer fehlerhaften Messung zu tun. Wenn die Ergebnisse zwischen der privaten und ärztlichen Blutdruckmessung immer auseinanderklaffen, genauer gesagt, die Ergebnisse vom Arzt immer schlechter als die zu Hause gemessenen sind, spricht man vom „Weißkittelsyndrom". Das beschreibt die Angst, das Unwohlsein oder den Stress, den jemand in Verbindung mit medizinischem „weißkitteltragendem" Personal verspürt. Deshalb sind die (richtig durchgeführten) eigenen Messergebnisse oft aussagekräftiger.

---

1   Die Anspannungs- und Blutauswurfphase des Herzens wird als Systole (oberer Messwert) bezeichnet.

2   Die Entspannungs- und Erweiterungsphase des Herzmuskels bzw. der niedrigste Blutdruck wird als diastolischer Blutdruck (unterer Messwert) bezeichnet.

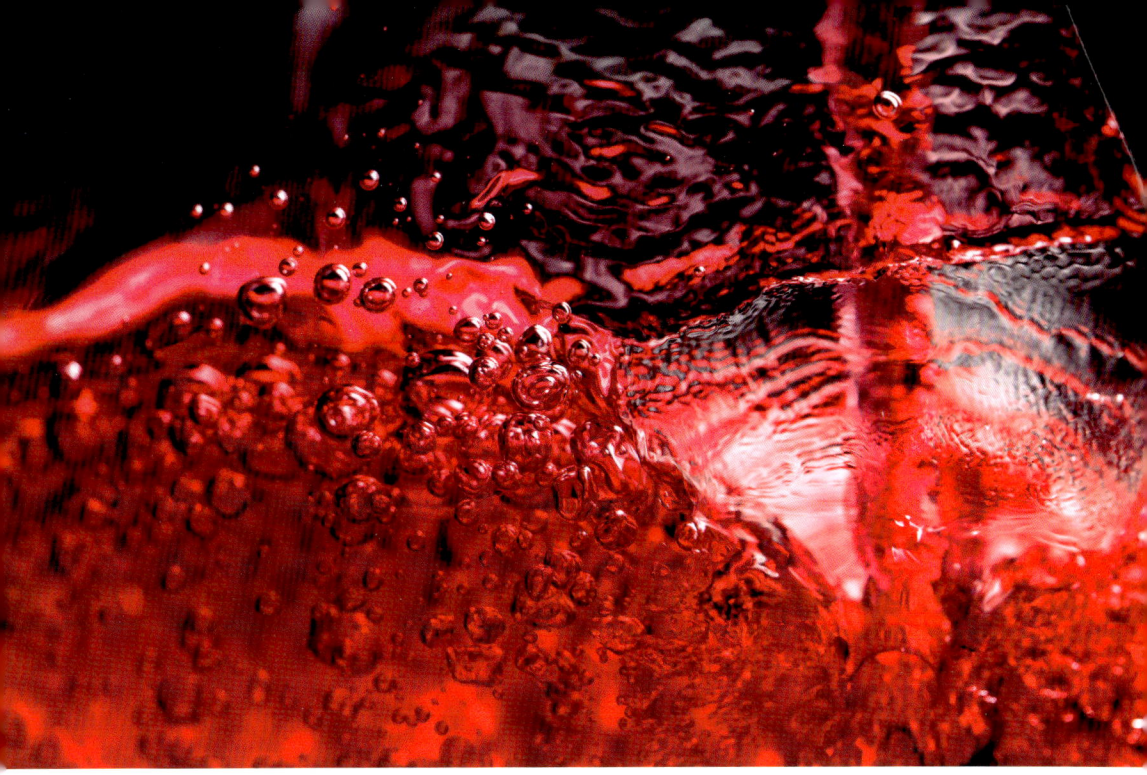

Welchen Einfluss hat Vererbung?

Wie Bluthochdruck genau vererbt wird, ist noch nicht bekannt. Man kennt aber bereits einige Genstellen, die Einfluss auf die komplexe Regelung des Blutdrucks nehmen.[21] Es ist belegt, dass Bluthochdruck in Familien gehäuft auftreten kann. Diese Art von vererbtem Bluthochdruck ohne erkennbare Einzelursache wird essentielle Hypertonie genannt und kann über eine genaue Anamnese festgestellt werden. Betroffene sollten präventiv handeln und ihren Lebensstil sowie die Essgewohnheiten an die Empfehlungen anpassen.

5 | Zusammenfassung

Blutdruck (Empfehlungen pro Tagesdosis)

 Blutdruckklassiker

Kalium: 2000–4000 mg

Magnesium: 300–500 mg

Omega-3-Fettsäuren (DHA & EPA): 1–3 g

 Blutdruckhelfer

Antioxidative Wirkung	Grüner Tee: 90 mg L-Arginin: 2–4 mg
Arterienschutz	Lycopin: 15 mg

Lifestyleempfehlungen

Gewicht reduzieren

Ausgewogen ernähren

Alkoholkonsum reduzieren

Viel bewegen

Salzzufuhr verringern

Tägliche Portion Ruhe gönnen

Nikotinkonsum einschränken

6 | Referenzen

(1)   Neter, J. E. et al. 2003. Influence of weight reduction on blood pressure: a meta-analysis of randomized controlled trials. *Hypertension.* 42(5):878–884.

(2)   Stone, M. S., Martyn, L., Weaver, C. M. 2016. Potassium Intake, Bioavailability, Hypertension, and Glucose Control. *Nutrients.* (8)7. pii: E444.

(3)   Capuccio, F. P., MacGregor, G. A. 1991. Does potassium supplementation lower blood pressure? A meta-analysis of published trials. *J Hypertens.* 9(5):465–473.

(4)   Kupetsky-Rincon, E. A., Uitto, J. 2012. Magnesium: Novel Applications in Cardiovascular Disease – A Review of the Literature. *Ann Nutr Metab.* 61(2):102–110.

(5)   Robinson, J. G., Stone, N. J. 2006. Antiatherosclerotic and antithrombotic effects of omega-3-fatty acids. *Am J Cardiol.* 98(4A):39i–49i.

(6)   Peng, X. et al. 2014. Effect of green tea consumption on blood pressure: A meta-analysis of 13 randomized controlled trials. *Sci Rep.* 4:6251.

(7)   Mozos, I. et al. 2018. Lycopene and Vascular Health. *Front Pharmacol.* 9:52.

(8)   Gouvea, S. A. et al. 2004. Activity of angiotensin-converting enzyme after treatment with L-Arginine in renovascular hypertension. Clin Ex Hypertens 26(6):569–579.

(9)   Menzel, D. et al. 2018. L-Arginine and B vitamins improve endothelial function in subjects with mild to moderate blood pressure elevation. *Eur J Nutr.* 57(2):557–568.

(10)   Appel, L. J. 1997. A clinical trial of the effects of dietary patterns on blood pressure. DASH Collaborative Research Group. *N Engl J Med.* 336(16):1117–1124.

(11)   Husain, K. et al. 2014. Alcohol-induced hypertension: Mechanism and prevention. *World J Cardiol.* 6(5):245–252.

(12)   Deutsche Gesellschaft für Ernährung (DGE). Alkohol - Richtwert für Alkohol. Zugegriffen am 26.05.2020.

(13)   Hedge, S. M., Solomon, S. D. 2015. Influence of Physical Activity on Hypertension and Cardiac Structure and Function. *Curr Hypertens Rep.* 17(10):77.

(14)   Grillo, A. et al. 2019. Sodium intake and hypertension. *Nutrients.* 11(9):1970.

(15)   Rainforth, M. V. et al. 2007. Stress reduction programs in patients with elavated blood pressure: a systematic review and meta-analysis. *Curr Hypertens Rep.* 9(6):520–528.

(16)   Virdis, A. et al. 2010. Cigarette smoking and hypertension. *Curr Pharm Des.* 16(23):2518–2525.

(17)   National Institute of Health (NIH). DASH Eating Plan. Zugegriffen am 23.05.2020.

(18)   Svetkey, L. P. et al. 1999. The DASH Diet, Sodium Intake and Blood Pressure Trial (DASH-sodium): rationale and design. DASH-Sodium Collaborative Research Group. *J AM Diet* Assoc. 99(8 Suppl):S96–104.

(19)   Azadbakht, L. et al. 2011. Effects of the Dietary Approaches to Stop Hypertension (DASH) eating plan on cardiovascular risks among type 2 diabetic patients: a randomized crossover clinical trial. *Diabetes Care.* 34(1):55–57.

(20)   Watschinger, B. et al. 2013. Klassifikation, Diagnostik und Therapie der arteriellen Hypertonie 2013: Empfehlungen der Österreichischen Gesellschaft für Hypertensiologie (ÖGH). *Journal für Hypertonie – Austrian Journal of Hypertension.* 17(3):99–108.

(21)   Ehret, G. B. et al. 2016. The genetics of blood pressure regulation and its target organs from association studies in 342,415 individuals. *Nat Genet. 48(10):1171–1184.*

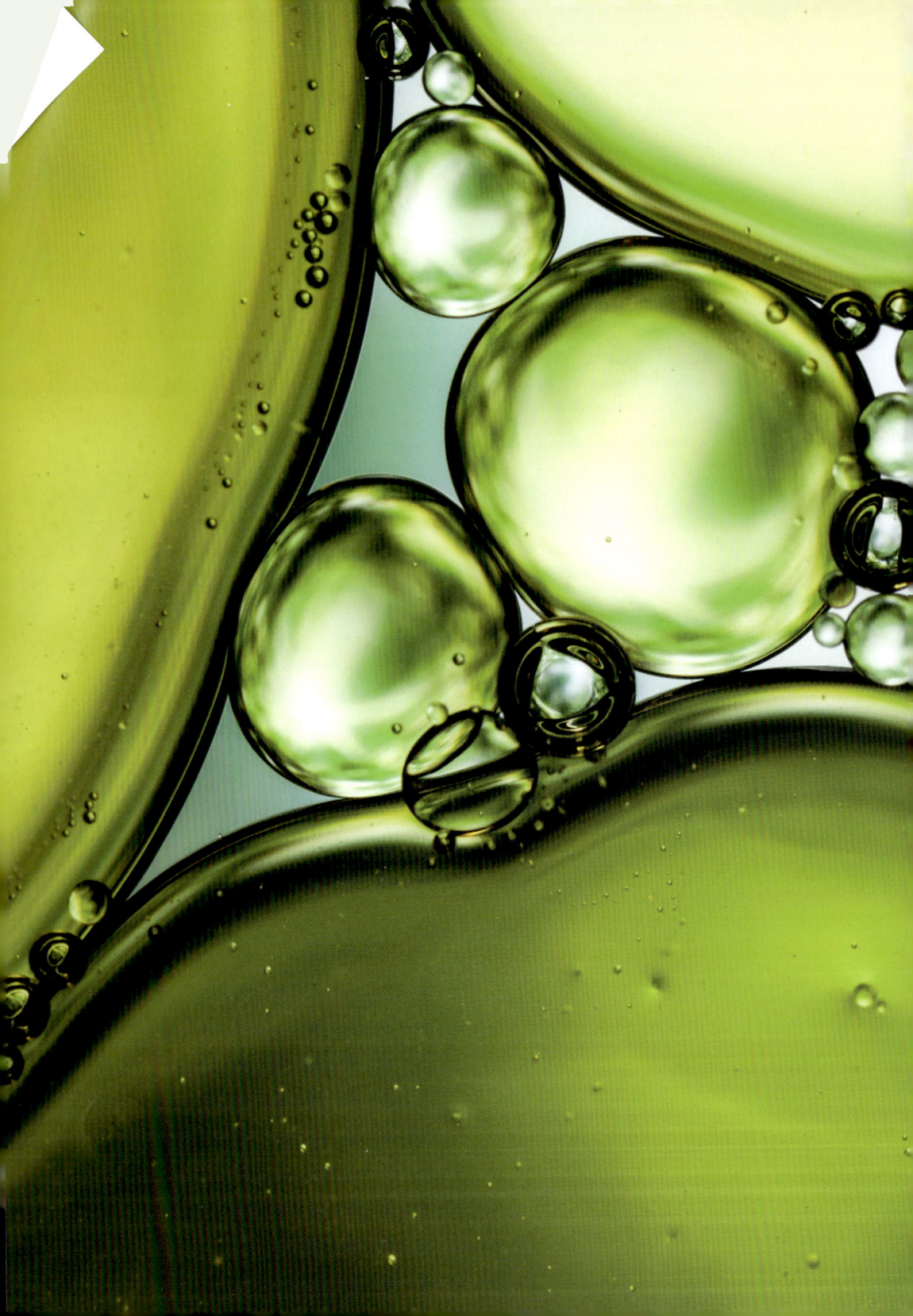

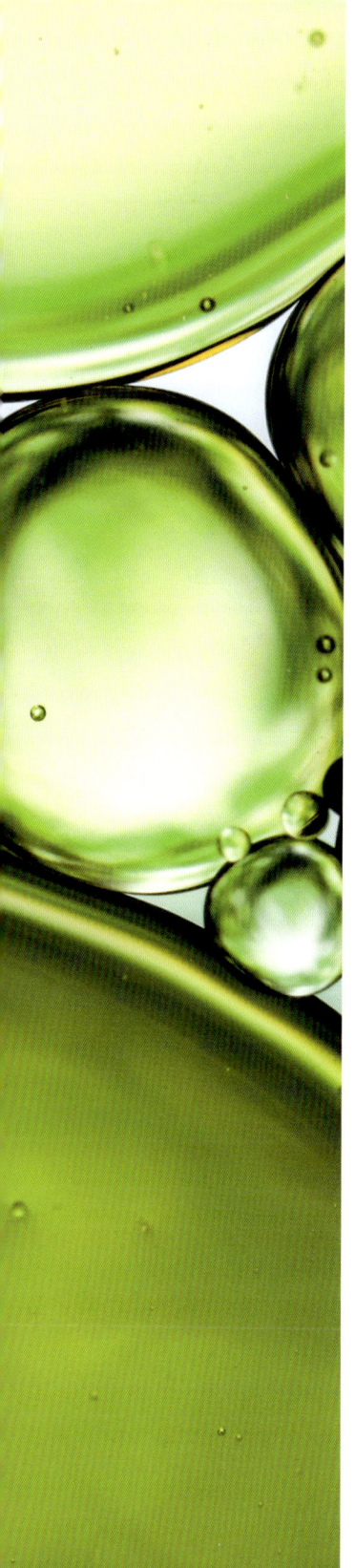

Cholesterin

1 | Erhöhter Cholesterinspiegel – ein Volksleiden

Cholesterin – kaum ein Nahrungsbestandteil hat so ein schlechtes Image wie diese fettähnliche Substanz. Doch Cholesterin per se ist gar nicht schlecht, sondern für unseren Organismus sogar überlebenswichtig. Als wesentlicher Baustein unserer Zellmembranen ist Cholesterin für unseren Körper unabdingbar, verleiht den Zellen Stabilität und dient ihnen als „Schleuse" für die Aufnahme und Abgabe von Stoffen. Cholesterin dient zudem als Vorstufe bestimmter Hormone, ist an der Erzeugung von Gallensäuren beteiligt und wird für die Bildung des körpereigenen Vitamin D benötigt. Wenn der Cholesterinspiegel ab einem gewissen Alter erhöht ist, fassen die Betroffenen oft den Vorsatz, Cholesterinreiches aus der Ernährung zu streichen. Neuere wissenschaftliche Erkenntnisse zeigen jedoch, dass Nahrungscholesterin unsere Cholesterinspiegel nur in einem begrenzten Ausmaß beeinflusst. Der Hauptteil unseres

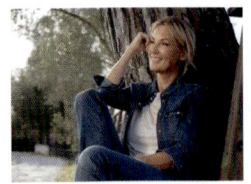

Cholesterins wird nämlich nicht über die Nahrung aufgenommen, sondern bildet der Körper selbst. Dort wird es im Blut durch sogenannte Lipoproteine, insbesondere Low-Density-Lipoproteine (LDL) und High-Density-Lipoproteine (HDL) transportiert. Erhöhte Werte an „schlechtem" LDL-Cholesterin werden als gesundheitsschädlich angesehen, da sie mit einem höheren Arterioskleroserisiko einhergehen. Erhöhte Werte an „gutem" HDL-Cholesterin hingegen schützen vor der Arterienverkalkung und gelten als gesundheitsfördernd.

„Meine Cholesterinwerte sind zu hoch. Ich weiß, dass ich aktiv werden muss, um meinen Cholesterinspiegel dauerhaft zu senken und mich vor Folgeerkrankungen zu schützen."

Nennenswerten Einfluss hat jedenfalls die Qualität der Nahrungsfette: So sollte die Zufuhr gesättigter tierischer Fette durch Lebensmittel mit ungesättigten Fettsäuren (z. B. Omega-3-reichen Pflanzenölen, Algen und Fisch sowie Omega-9-reichem Olivenöl) ersetzt werden. Auch Alkohol, Fastfood, Backwaren, Frittiertes (reich an ungesunden Transfettsäuren) sowie Nahrungsmittel aus Weißmehl und mit hohem Zuckergehalt sollten stark limitiert oder bestenfalls gemieden werden. Eine obst- und gemüsebetonte Kost, die reichlich Ballaststoffe liefert, sollte hingegen zu einem Fixpunkt der Ernährung werden. Auch regelmäßige Bewegung ist ein wichtiger Schritt, um den Cholesterinspiegel auf natürliche Weise zu senken – insbesondere, wenn hierdurch Extrapfunde verloren gehen.

Menschen, die ihre Cholesterinwerte auf zusätzlichem Weg gezielt positiv beeinflussen möchten, können außerdem von bestimmten Naturstoffen profitieren. So helfen beispielsweise das in Rotschimmelreis enthaltene Monacolin K, die Alpha-Linolensäure und Phytosterine dabei, den Cholesterinspiegel in Schach zu halten.

2 | Schlüsselnährstoffe

 Cholesterinklassiker

Der Wirkmechanismus von **Rotschimmelreis** beruht auf jenem der Statine: Über eine Hemmung des Cholesterinstoffwechsels wird die Biosynthese von neuem Cholesterin verringert und langfristig eine Senkung des Cholesterinspiegels erreicht. Die Wirkkraft von Rotem Reis ist zwar geringer als jene der Statine,[1] neben seiner Funktion als Cholesterinsynthesehemmer spielt Roter Reis jedoch auch eine wichtige Rolle bei der Senkung der Blutlipide, wofür andere seiner Inhaltsstoffe wie etwa Sterole, Isoflavone und einfach ungesättigte Fettsäuren verantwortlich sind.[2]

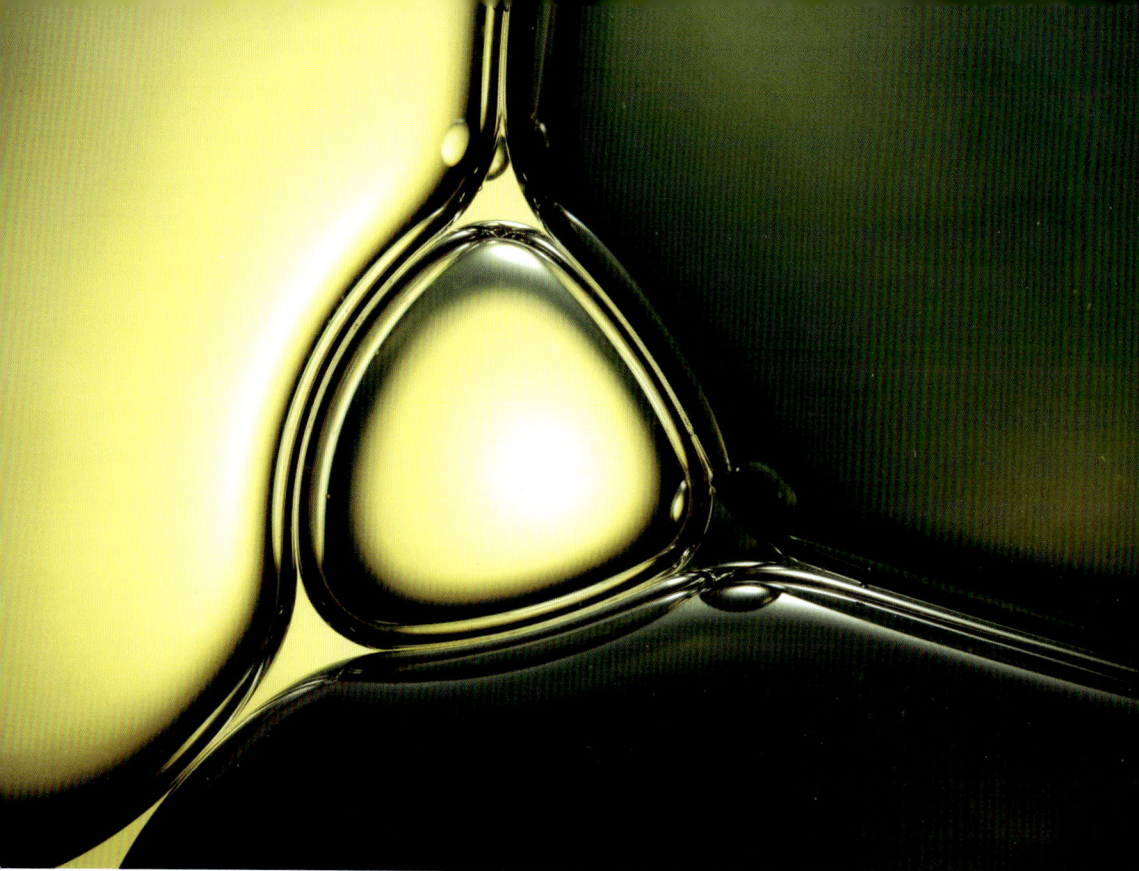

Pflanzensterine (Phytosterine) sind sekundäre Pflanzenstoffe, die ähnlich dem Cholesterin aufgebaut sind. Durch diese Ähnlichkeit konkurrieren sie im Darm mit dem Cholesterin um dieselben Transportmechanismen, wodurch weniger Cholesterin aus der Nahrung aufgenommen wird. Diesen Effekt hat auch die EFSA bestätigt: Eine tägliche Zufuhr von mindestens 800 mg Pflanzensterinen trägt nachweislich zur Erhaltung normaler Cholesterinwerte bei.

Bei der Einnahme von Statinen oder statinähnlichen Stoffen ist immer die zusätzliche Einnahme von **aktivem Coenzym Q10 (Ubiquinol)** empfohlen. Coenzym Q10 wird über denselben Stoffwechselweg wie Cholesterin erzeugt, somit hemmen Statine neben der Cholesterinsynthese zusätzlich die Coenzym-Q10-Synthese. Die Hemmung der Coenzym-Q10-Synthese ist ein unerwünschter Nebeneffekt, dem man entgegensteuern sollte.[3]

Mittlerweile ist durch epidemiologische Studien und Metaanalysen belegt, dass die **Omega-3-Fettsäuren** Docosahexaensäure (DHA), Eicosapentaensäure (EPA) und Alpha-Linolensäure (ALA) eine wichtige Rolle bei der Funktionserhaltung des Herz-Kreislauf-Systems spielen. Groß angelegte klinische Studien zeigen eine signifikante Reduzierung der Gesamtsterblichkeitsrate sowie der Sterblichkeit infolge von Herz-Kreislauf-Problemen und der Zahl plötzlicher Todesfälle.[4] Alpha-Linolensäure hilft, den Gesamtcholesterin- und LDL-Spiegel zu kontrollieren[5], [6] sowie die Verkalkung der Gefäße und Gefäßentzündungen zu reduzieren.[7], [8]

Extrakte aus Traubenkernen verfügen durch ihren hohen Gehalt an **Oligomeren Proanthocyanidinen (OPC)** über gefäßerweiternde Eigenschaften[9] und erhöhen die Oxidationsresistenz von LDL-Cholesterol gegenüber freien Radikalen. Die Oxidation von Cholesterol ist der Hauptgrund für Gefäßverkalkungen.[10] Bei Hypercholesterinämie können sowohl Statine als auch OPC wie Resveratrol schützende Wirkungen durch stickoxidvermittelte Mechanismen ausüben. In einer klinischen Studie wurde gezeigt, dass die Kombination der gängigen Statinmedikation mit Resveratrol sowohl die atherosklerotischen Vorgänge stärker reduziert als auch eine höhere schützende Wirkung auf die Herzmuskelzellen ausübt, als das bei der alleinigen Statingabe der Fall ist.[11]

Bereits ältere Studien deuten darauf hin, dass der Vitalpilz **Reishi** (*Ganoderma lucidum*) günstige Auswirkungen auf Biomarker für das Herz-Kreislauf-Risiko, DNA-Schäden und Entzündungsprozesse hat.[12] In einer randomisierten, doppelblinden Crossover-Studie untersuchten Chu et al. die therapeutische Wirkung von Reishi auf die grenzwertigen Blutdruckwerte und/oder Cholesterinerhöhung von 26 Patienten. Die Reishi-Einnahme verbesserte die Blutzuckerwerte, senkte den Triglyceridwert und erhöhte den „guten" HDL-Cholesterinwert im Gegensatz zu einem Placebo.[13]

 ## Cholesterinhelfer

Neben den antioxidativen Eigenschaften und dem daraus resultierenden Gefäßschutz bei Herz-Kreislauf-Erkrankungen senkten 500 mg Curcumin nach sieben Tagen die Cholesterinwerte gesunder Erwachsener um 29 %. Die Werte der oxidierten Lipide sanken um 33 %.[14] Die cholesterinreduzierende Wirkung von Curcumin wird auf eine Hemmung der Cholesterinsynthese in der Leber durch Modifizierung der Genexpression zurückgeführt.[15]

Hoch dosiertes **Niacin (Vitamin B$_3$)** in Form von Nicotinsäure findet seit langem Anwendung bei erhöhten Blutfettwerten und gehörte vor der Einführung der Statine sogar zu den Arzneimitteln erster Wahl bei einem schlechten Fettsäureverhältnis im Blut.[16] Klinische Studien dokumentierten die Wirkung von Nicotinamid: So zeigen zwei doppelblinde, randomisierte Studien, dass Nicotinamidgaben neben anderen positiven Effekten die HDL-Spiegel der Patienten effektiv erhöhten. [17], [18]

3 | Lifestyleempfehlungen

Hinsichtlich Cholesterin zeigen bestimmte Lifestyleempfehlungen, die in einer Vielzahl von Studien untersucht wurden, besonders positive Effekte.

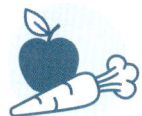

Die richtige Ernährung kann einen wesentlichen Beitrag zu unserer Gesundheit leisten und nimmt bei einer Hypercholesterinämie eine tragende Rolle ein – sowohl in der Prävention als auch in der Therapie. Um das Gleichgewicht von „gutem" HDL-Cholesterin und „schlechtem "LDL-Cholesterin zu halten, wird empfohlen, auf eine ausgewogene Ernährung mit einem hohen Anteil an frischem Obst und Gemüse sowie ballaststoffreichen Nahrungsmitteln und einem niedrigen Anteil an tierischen Fetten, die zu viele ungünstige gesättigte Fettsäuren enthalten, zu achten. Vor allem die gesättigten Fettsäuren sollten durch ungesättigte aus Pflanzen- und Algenölen ersetzt werden.[19]

Gesundheitsöle wie Lein-, Leindotter- und Hanföl unterscheiden sich von einfachen Pflanzenölen durch ihren Gehalt an den Omega-3-Fettsäuren Eicosapentaensäure (EPA) und Docosahexaensäure (DHA) und damit **durch ihre gesundheitsfördernden Eigenschaften.** Die positiven Auswirkungen mehrfach ungesättigter Omega-3-Fettsäuren (n-3-PUFA) auf Herz-Kreislauf-Erkrankungen sind umfassend untersucht worden, darunter auch die positive Beeinflussung des Cholesterinspiegels durch die Senkung der LDL-Werte und Erhöhung der HDL-Werte.[20]

Obwohl die **potenzielle Auswirkung von Alkohol auf sowohl HDL- als auch das LDL-Cholesterin** nach wie vor Bestandteil der Forschung ist, sind die negativen Effekte von Alkohol auf den Körper bereits bekannt. Um den Körper bei einer bestehenden Hypercholesterinämie nicht zusätzlich zu belasten, wird empfohlen, auf die Alkoholzufuhr zu achten. In der Regel sollten gesunde Männer weniger als 20 g und Frauen weniger als 10 g Alkohol pro Tag zu sich nehmen. Gemessen in Standardgläsern entsprechen 10–12 g Alkohol etwa 0,3 l Bier, ⅛ l Wein, 0,1 l Sekt oder 4 cl Schnaps.[21], [22]

25

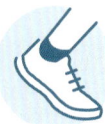

Es besteht ein direkter Zusammenhang zwischen chronisch erhöhten Cholesterinwerten und koronarer Herzkrankheit. Eine Senkung des Gesamtcholesterinspiegels gilt als Goldstandard in der präventiven Herz-Kreislauf-Medizin. Es hat sich gezeigt, dass **Bewegung positive Auswirkungen** auf die Pathogenese, Symptomatik und körperliche Fitness von Personen mit Hypercholesterinämie hat und den Cholesterin-spiegel senkt. Die optimale Art, Häufigkeit, Intensität und Dauer der Be-wegung zur Verbesserung des Cholesterinspiegels ist jedoch individuell. Es hat sich aber gezeigt, dass sich vor allem intensivere sportliche Betä-tigung (z. B. Aerobic, Laufen oder Radfahren) dazu eignet, den HDL-Cho-lesterinspiegel zu erhöhen und das LDL-Cholesterin zu senken.[23]

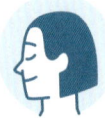

Vieles deutet darauf hin, dass **Stress das LDL- und HDL-Cholesterin negativ beeinflussen** kann und somit zu Herz-Kreislauf-Erkrankungen beiträgt. Aus diesem Grund sind regelmäßige Entspannung und das Ein-halten von Pausen im hektischen Alltag wichtig, um dem Körper die nötige Ruhe zu gönnen. Studien zeigen, dass psychischer Stress einen Risikofaktor für Lipidstörungen darstellt und durch seine Auswirkung aufs Gehirn zusätzlich das kardiovaskuläre Risiko ansteigen lässt. Relaxen Sie also regelmäßig, senken Sie Ihren Stresslevel und kommen Sie mit einem Ritual Ihrer Wahl zur Ruhe – Ihr Körper wird es Ihnen danken.[24]

Rauchen stellt für unseren Körper einen Risikofaktor dar, weswegen die **Rauchentwöhnung** als **eine der wirksamsten beeinflussbaren Life-stylemaßnahmen** zur Vorbeugung von vielen Erkrankungen, wie kardio-vaskulären Ereignissen, gilt. Studien zufolge fördert Rauchen erhöhte Cholesterinspiegel, Gefäßschädigung, Progression von Atherosklerose und das Risiko der Thrombusbildung. Profitieren Sie also vom gesundheit-lichen Vorteil der Rauchentwöhnung und hören Sie schon heute mit dem Rauchen auf.[25]

4 | Fragen an die Expertin

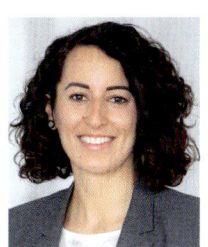

**Camilla Freinek,
BSc, MSc**

*Genetikerin, Biologin und
Mitglied des MIRACON-
Science-Wissenschafts-
teams*

Welchen Einfluss haben Gesundheitsöle auf Cholesterin?

Unter Gesundheitsölen versteht man hochwertige Pflanzenöle wie Lein-, Leindotter- und Hanföl, welche sich vorwiegend durch eine hohe Qualität und spezifische gesundheitsfördernde Eigenschaften von anderen Ölen unterscheiden. Aus medizinischer Sicht ist insbesondere der hohe Anteil an Omega-3-Fettsäuren relevant, welche in Studien bereits ihre präventive Wirkung bei unterschiedlichen Erkrankungen unter Beweis stellen konnten.[26] Pflanzliche Öle, die reich an Alpha-Linolensäure (ALA), dem wichtigsten Vertreter der Omega-3-Fettsäuren, sind, werden außerdem als vorteilhaft für das Serum-Lipid-Profil und den Glukosestoffwechsel angesehen. In einer Studie zeigte der Verzehr von Leindotteröl im Vergleich zum Verzehr von Fisch positivere Effekte auf die Cholesterinlevel im Blut. Während Gesamt- und LDL-Cholesterinkonzentrationen durch die tägliche Aufnahme von 1 g Leindotteröl abnahmen, erreichte der Verzehr von Fisch diesen Effekt nicht.[27] Die Auswirkung von Leindotteröl auf das Lipidprofil bestätigte sich auch im Vergleich mit Raps- und Olivenöl. Leindotteröl erhöhte nicht nur den Anteil an ALA und deren Metaboliten im Serum, sondern senkte auch den LDL-Cholesterinanteil um 12,2 %. Die Cholesterinsenkung von Leindotteröl war vergleichbar mit jener von Raps- und Olivenöl.[28] Empfehlenswert ist 1 EL Öl pro Mahlzeit in Kombination mit Protein bzw. bei pflanzlicher Ernährung in Kombination mit L-Methionin.

Welche Ernährung eignet sich zum Schutz vor Herz-Kreislauf-Erkrankungen?

Die mediterrane Diät, auch Mittelmeer-Diät oder Kreta-Diät genannt, ist eine Ernährungsform, die von der traditionellen Küche der Mittelmeerländer inspiriert ist. Mehrere Studien der vergangenen Jahrzehnte haben die positiven Auswirkungen dieser Ernährungsweise auf die Prävention von Herz-Kreislauf-Erkrankungen belegt. Die mediterrane Diät ist ein vorwiegend pflanzlicher Speiseplan, der die tägliche Aufnahme von Vollkorngetreide, Olivenöl, Obst, Gemüse, Bohnen und anderen Hülsenfrüchten, Nüssen, Kräutern und Gewürzen umfasst. Andere Nahrungsmittel wie tierische Proteine werden nur in kleineren Mengen verzehrt, wobei Fisch und Meeresfrüchte das bevorzugte tierische Protein sind. Das Besondere dieser Ernährungsweise sind die gesunden Fette. Als primärer Fettzusatz wird Olivenöl empfohlen, das andere

Öle und Fette (Butter, Margarine) ersetzt. Hervorgehoben werden zudem Lebensmittel, die von Natur aus gesunde Fette enthalten, wie Nüsse (vor allem Walnüsse), fettreicher Fisch wie Lachs und Sardinen sowie Avocados. Die Wahl von Fisch als bevorzugtes tierisches Protein, mindestens zweimal wöchentlich, und anderem tierischen Protein aus Geflügel, Eiern sowie Milchprodukten (Käse und Joghurt) in kleineren Portionen, entweder täglich oder einige Male pro Woche, sind weitere Kennzeichen der mediterranen Ernährung. Rotes Fleisch ist auf einige wenige Male pro Monat beschränkt.[29]

Was macht Rotschimmelreis bei Hypercholesterinämie so besonders?

Bei Rotschimmelreis handelt es sich um ein traditionelles Lebensmittel aus Asien, wofür Reis mithilfe des *Hefepilzes Monascus* purpureus fermentiert wird. Wissenschaftliche Belege gibt es vor allem für dessen cholesterinsenkende Wirkung, welche auf das natürlich enthaltene Monacolin K, auch bekannt als Lovastatin, und acht damit verwandte Substanzen zurückgeführt werden kann.[30] Der Wirkmechanismus ist dabei besonders spannend, da er auf jenem der Statine beruht. Die neue Biosynthese von Cholesterin wird dabei über eine Hemmung der HMG-CoA-Reduktase verhindert, was langfristig zur Senkung des Cholesterinspiegels führt. Allerdings ist der Effekt von Rotem Reis geringer als jener der Statine, die den Serumcholesterinspiegel aufgrund ihrer hohen Affinität zur HMG-CoA-Reduktase schon nach wenigen Tagen signifikant senken.[3] Abgesehen von der Wirkung als HMG-CoA-Hemmer verringern auch andere Inhaltsstoffe des Roten Reises – wie etwa Sterole, Isoflavone und einfach ungesättigte Fettsäuren – den Blutlipidspiegel.[31] Die Europäische Behörde für Lebensmittelsicherheit (EFSA) veröffentlichte 2011 einen gesetzlich anerkannten Health-Claim, der die positiven Wirkungen von täglich 10 mg Monacolin K aus Rotem Reis auf den Cholesterinspiegel bestätigt.[32]

Die Unterbrechung der körpereigenen Cholesterinsynthese durch Statine hemmt gleichzeitig die Bildung von Mevalonat, einer Vorstufe des Coenzyms Q10, was eine langfristige Entleerung der Q10-Speicher zur Folge hat. Eine tägliche Aufnahme von 80 mg Atorvastatin verursacht beispielsweise schon nach vier Wochen eine Entleerung der Coenzym-Q10-Speicher um etwa 45 %. Deshalb ist eine gemeinsame Einnahme von Rotschimmelreis mit Coenzym Q10, bevorzugt in der Ready-to-go-Form Ubiquinol, in Betracht zu ziehen.[33]

Wie wird Cholesterin gemessen?

Die Messung des Cholesterins ergibt den sogenannten Cholesterinspiegel, also die Gesamtmenge an Cholesterin im Blut, angegeben in Milligramm pro Deziliter (mg/dl), inklusive LDL- und HDL-Cholesterins. Unter einem erhöhten Cholesterinspiegel versteht man die im Blut gemessenen Werte von Gesamtcholesterin und/oder LDL-Cholesterin, die über dem durchschnittlichen Richtwert liegen. Um die Diagnose abzusichern, sollte bei einem erhöhten Gesamtcholesterinspiegel zusätzlich der Lipidstatus erhoben werden, der neben dem LDL- und HDL-Cholesterin auch die Triglyceride umfasst. Erhöhte Werte weisen auf ein erhöhtes Risiko für Arteriosklerose (Arterienverkalkung) mitsamt potenziellen Folgeerkrankungen hin. LDL-Cholesterin gilt als „schlechtes" Cholesterin, da es Gefäßverkalkungen begünstigt; sein Gegenspieler das HDL-Cholesterin wird als „gutes" Cholesterin bezeichnet, weil es positive Auswirkungen auf die Gefäße und den Cholesterinspiegel aufweist.

5 | ZUSAMMENFASSUNG

Cholesterin (Empfohlene Tagesdosis)

Stufe 1: Cholesterinklassiker
Rotschimmelreis: 500 mg
Pflanzensterine: 1200 mg
Omega-3-Fettsäuren: 1,5–3 g
OPC: 200 mg
Reishi: 1200 mg

Stufe 2: Cholesterinhelfer	
HDL-steigernde Wirkung	Niacin: 1–3 g
Gefäßschützende Wirkung	Curcumin: 500–1500 mg

Lifestyleempfehlungen

Hochwertige Öle
verwenden

Tägliche Portion
Ruhe gönnen

Ausgewogen
ernähren

Alkoholkonsum
reduzieren

Viel bewegen

Sich ausgewogen
ernähren

6 | REFERENZEN

(1)   Patakova, P. 2013. Monascus secondary metabolites: production and biological activity. *Ind Microbiol Biotechnol.* 40(2):169–181.

(2)   Yang, C. W., Mousa, S. A. 2012. The effect of red yeast rice (Monascus purpureus) in dyslipidemia and other disorders. *Complement Ther Med.* 20(6):466–474.

(3)   Skarlovnik, A. et al. 2014. Coenzyme Q10 Supplementation Decreases Statin-Related Mild-to-Moderate Muscle Symptoms: A Randomized Clinical Study. *Med Sci Monit.* 20:2183–2188.

(4)   Holub, B. J. 2009. Docosahexaenoic acid (DHA) and cardiovascular disease risk factores. *Prostaglandins Leukot Essent Fatty Acids.* 81(2–3):199–204.

(5)   Bloedon, L. T., Szapary, P. O. 2004. Flaxseed and cardiovascular risk. *Nutr Rev.* 62(1):18–27.

(6)   Luca, E. A. et al. 2004. Flaxseed reduces plasma cholesterol and atherosclerotic lesion formation in ovariectomized Golden Syrian hamsters. *Atheriosclerosis.* 173(2):223–229.

(7)   Michael, H. 2006. Davidson, Mechanisms for the Hypotriglyceridemic Effect of Marine Omega-3 Fatty Acids. *Am J Cardiol.* 98(4A):27i–33i.

(8)   Kelley, D. S. et al. 1991. Dietary alpha-linolenic acid and immunocompetence in humans. *Am J Nutr.* 53(1):40–46.

(9)   Lekakis, J. et al. 2005. Polyphenolic compounds from red grapes acutely improve endothelial function in patients with coronary heart disease. *Eur J Cardiovasc Prev Rehabil.* 12(6):596–600.

(10) Bagchi, D. et al. 2003. Molecular mechanism of cardioprotection by a novel grape seed proanthocyanidin extract. *Mutat Res.* 523–524:87–97.

(11) Penumathsa, S. V. et al. 2006. Statin and resveratrol in combination induces cardioprotection against myocardial infarction in hypercholesterolemic rat. *J Mol Cell Cardiol.* 42(3):508–516.

(12) Wachtel-Galor, S. et al. 2004. Ganoderma lucidum („Lingzhi"), a Chinese medicinal mushroom: biomarker responses in a controlled human supplementation study. *Br J Nutr.* 91(2):263–269.

(13) Chu, T. T. et al. 2012. Study of potential cardioprotective effects of Ganoderma lucidum (Lingzhi): results of a controlled human intervention trial. *Br J Nutr.* 107(7):1017–1027.

(14) Majees, M. et al. 1995. Curcuminoids: Antioxidant Phytonutrients. Nutriscience Publishers Inc.

(15) Peschel, D. 2007. Curcumin induces changes in expression of genes involved in cholesterol homeostasis. *J Nutr Biochem.* 18(2):113–119.

(16) Gröber, U. 2008. Orthomolekulare Medizin: Ein Leitfaden für Apotheker und Ärzte. Wissenschaftliche Verlagsgesellschaft, Stuttgart. 3. Auflage.

(17) Cheng, S. C. et al. 2008. A randomized, double-blind, placebo-controlled trial of niacinamide for reduction of phosphorus in hemodialysis patients. *Clin J Am Soc Nephrol.* 3(4):1131–1138.

(18) Shahbazian, H. et al. 2011. Oral nicotinamide reduces serum phosphorus, increases HDL, and induces thrombocytopenia in hemodialysis patients: a double-blind randomized clinical trial. *Nefrologia.* 31(1):58–65.

(19) Österreichische Diabetes Gesellschaft. 2009. Diabetes mellitus – Leitlinien für die Praxis, überarbeitete und erweiterte Fassung 2009. *Wien Klin Wochenschr.* 121(Suppl 5):S1–87.

(20) Pizzini, A. et al. 2017. The Role of Omega-3 Fatty Acids in Reverse Cholesterol Transport: A Review. *Nutrients.* 9(10):1099.

(21) Huang, S. et al. 2017. Longitudinal study of alcohol consumption and HDL concentrations: a community-based study. *Am J Clin Nutr.* 105(4):905–912.

(22) Deutsche Gesellschaft für Ernährung (DGE). Alkohol – Richtwert für Alkohol. Zugegriffen am 26.05.2020.

(23) Mann, S. et al.. 2014. Differential Effects of Aerobic Exercise, Resistance Training and Combined Exercise Modalities on Cholesterol and the Lipid Profile: Review, Synthesis and Recommendations. *Sports Med.* 44(2):211–221.

(24) Assadi, S. N. 2017. What are the effects of psychological stress and physical work on blood lipid profiles? *Medicine (Baltimore).* 96(18):e6816.

(25) Erhardt, L. 2009. Cigarette smoking: an undertreated risk factor for cardiovascular disease. *Atherosclerosis.* 205(1):23–32.

(26) Lane, K. E., Derbyshire E. J. 2018. Omega-3 fatty acids – a review of existing and innovative delivery methods. *Crit Rev Food Sci Nutr.* 58(1):62–69.

(27) Raygan, F. et al. 2019. A comparison between the effects of flaxseed oil and fish oil supplementation on cardiovascular health in type 2 diabetic patients with coronary heart disease: A randomized, double-blinded, placebo-controlled trial. *Phytother Res.* 33(7):1943–1951.

(28) Schwab, U. S. et al. 2018. Camelina Sativa Oil, but not Fatty Fish or Lean Fish, Improves Serum Lipid Profile in Subjects with Impaired Glucose Metabolism – A Randomized Controlled Trial. *Mol Nutr Food Res.* 62(4).

(29) Minelli, P., Montinari, M. R. 2019. The Mediterranean Diet And Cardioprotection: Historical Overview And Current Research. *J Multidiscip Healthc.* 12:805–815.

(30) Li, Y. et al. 2014. A meta-analysis of red yeast rice: an effective and relatively safe alternative approach for dyslipidemia. *PLoS One.* 9(6):e98611.

(31) Yang, C. W., Mousa, S. A. 2012. The effect of red yeast rice (Monascus purpureus) in dyslipidemia and other disorders. *Complement Ther Med.* 20(6):466–474.

(32) EFSA Panel on Dietetic Products, Nutrition and Allergies (NDA). 2011. Scientific Opinion on the substantiation of health claims related to monacolin K from red yeast rice and maintenance of normal blood LDL cholesterol concentrations (ID 1648, 1700) pursuant to Article 13(1) of Regulation (EC) No 1924/2006. *EFSA Journal.* 16. doi: 10.2903/j.efsa.2011.2304.

(33) Pacanowski, M. A. et al. 2008. Plasma coenzyme Q10 predicts lipid-lowering response to high-dose atorvastatin. *J Clin Lipidol.* 2(4):289–297.

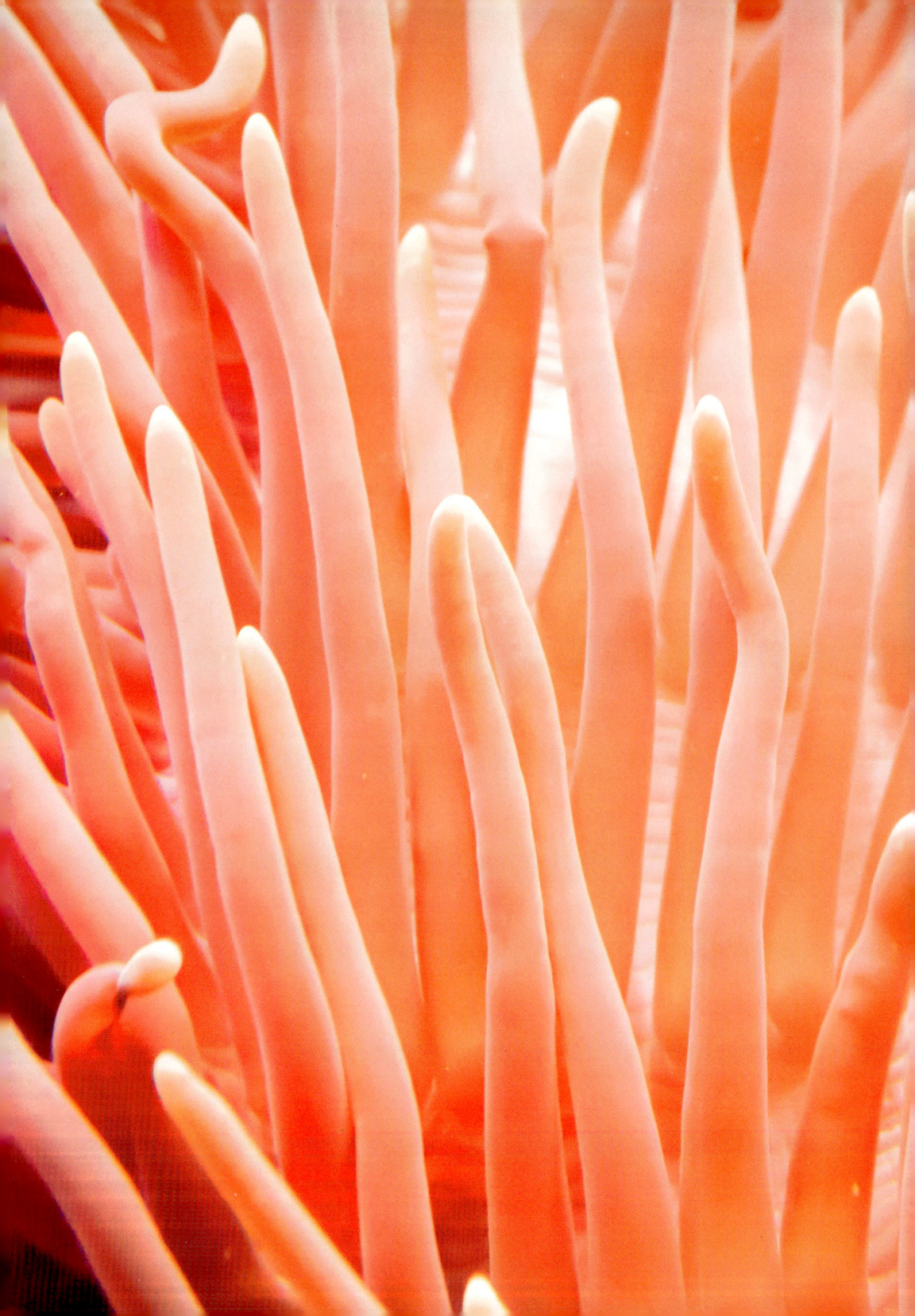

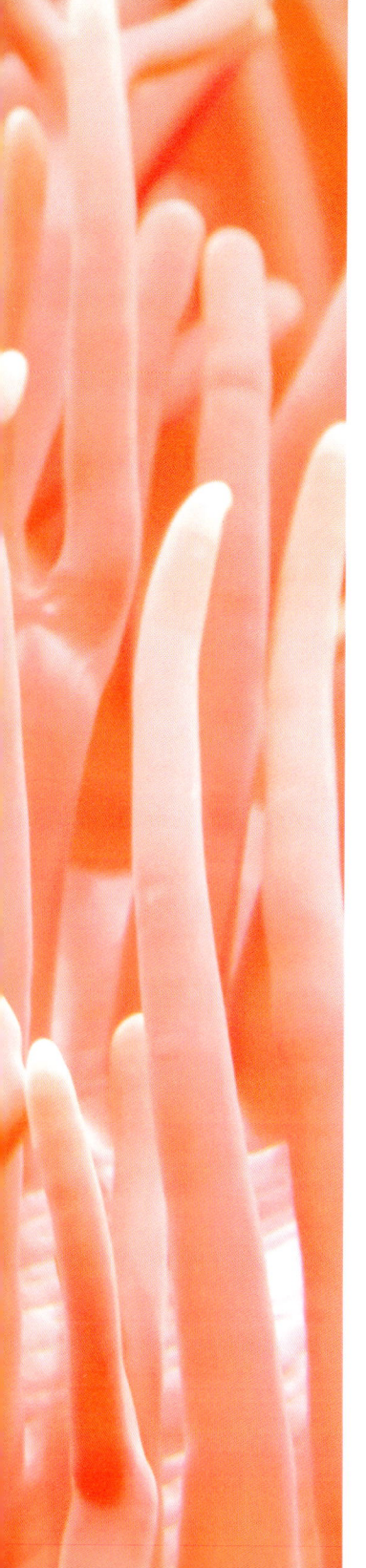

Darm & Verdauung

1 | Faszination Darm

   7,7 Milliarden Menschen leben auf unserem Planeten und dennoch ist jeder von uns ein Unikat.[1] Die Natur der Vielfalt zeigt sich nicht nur äußerlich, sondern herrscht auch in unserem Körperinneren. Wenn wir in das wohl älteste unserer Organe, den Darm, abtauchen, eröffnet sich uns einer der am dichtesten besiedelten Orte der Welt: Die 1–2 kg schwere Darmflora jedes Einzelnen ist einzigartig wie ein Fingerabdruck und von einer ständigen Dynamik erfüllt – bei den Heerscharen von rund 100.000 Milliarden Keimen aus mindestens 500 bis 1000 Arten kein Wunder.[2] Die Darmflora übernimmt hierbei nicht nur eine wichtige Barrierefunktion, sie hilft uns auch beispielsweise beim Verdauen, produziert diverse Stoffe und trainiert unsere Immunabwehr.

   Doch nicht nur die Darmflora trumpft mit erstaunlichen Zahlen auf, auch die organischen Strukturen zeigen zu welcher Meisterleistung Mutter Natur imstande ist. Um die bestmögliche Aufnahmefläche für lebenswichtige Nährstoffe zu erzielen, ist

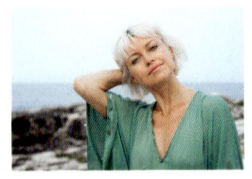

„Ich fühle mich manchmal in meiner Körpermitte unwohl. Der Bauch zwickt, rumort und ist aufgebläht. Es fühlt sich so an, als würde es mir an Energie fehlen, wenn es meinem Darm nicht gut geht."

die Schleimhaut des Dünndarms mit unzähligen winzigen Ausbuchtungen, sogenannten Darmzotten, versehen, deren Oberfläche sich wiederum durchgehend zu sogenannten „Mikrovilli" wölbt. Durch die doppelte Faltung beläuft sich der ca. vier bis sechs Meter lange Dünndarm auf eine unglaubliche Fläche von einem Tennisplatz. Mittlerweile wird dank intensiver Forschung immer klarer, dass der Darm viele weitere Körperregionen beeinflusst und sogar für unsere Gefühls- und Gedankenwelt sowie unsere Entscheidungen von großer Bedeutung ist.

Wenn dieses hochsensible Ökosystem nun durch verschiedene Umweltfaktoren, aber auch den persönlichen Lebensstil aus dem Gleichgewicht gerät, können Darmstörungen und -erkrankungen entstehen, die unser Wohlbefinden stark beeinträchtigen. Und diese Störungen kommen öfter vor als gedacht. Allein in westlichen Industrieländern sind bis zu 15 % der Bevölkerung regelmäßig von Blähungen (Flatulenz, Meteorismus), Verstopfung (Obstipation), Durchfall (Diarrhoe) sowie einer eingeschränkten Verdauungsleistung betroffen.[3] Um dem entgegenzuwirken und um unser Verdauungssystem bestmöglich zu unterstützen, stehen uns viele Möglichkeiten zur Verfügung. So kann nicht nur ein gesunder Lebensstil, sondern auch die Zufuhr von spezifischen Mikronährstoffen helfen, unser wichtigstes Ökosystem wieder ins Lot zu bringen.

2 | Schlüsselnährstoffe

 Darmklassiker

Eine gestörte Darmflora kann über chronische Entzündungsprozesse zur Entstehung von verschiedenen Fehlfunktionen des Darms beitragen. Der Einsatz einer sinnvollen Kombination aus probiotischen Darmbakterienstämmen (**Probiotika**) in ausreichend hoher Konzentration in Kombination mit unverdaulichen Pflanzenfasern (**Präbiotika**) zeigt gute Ergebnisse In Bezug auf die Erhaltung der Darmgesundheit. Während Probiotika die Fremdbesiedlung der Darmschleimhaut durch pathogene Keime reduzieren und deren Wachstum einschränken können, verhalten sich Präbiotika zu Probiotika wie Fischfutter zu Fisch – sie dienen den nützlichen Darmbakterien als wertvolles Futter.[4]

L-Glutamin spielt eine zentrale Rolle beim Aufbau der Darmschleimhaut und ist somit bedeutsam für die Erhaltung eines gesunden Darms. Die Zellen der Darmschleimhaut, besonders im Dünndarm, sind auf eine ausreichende Versorgung mit der Aminosäure **Glutamin** angewiesen. Die Darmschleim-

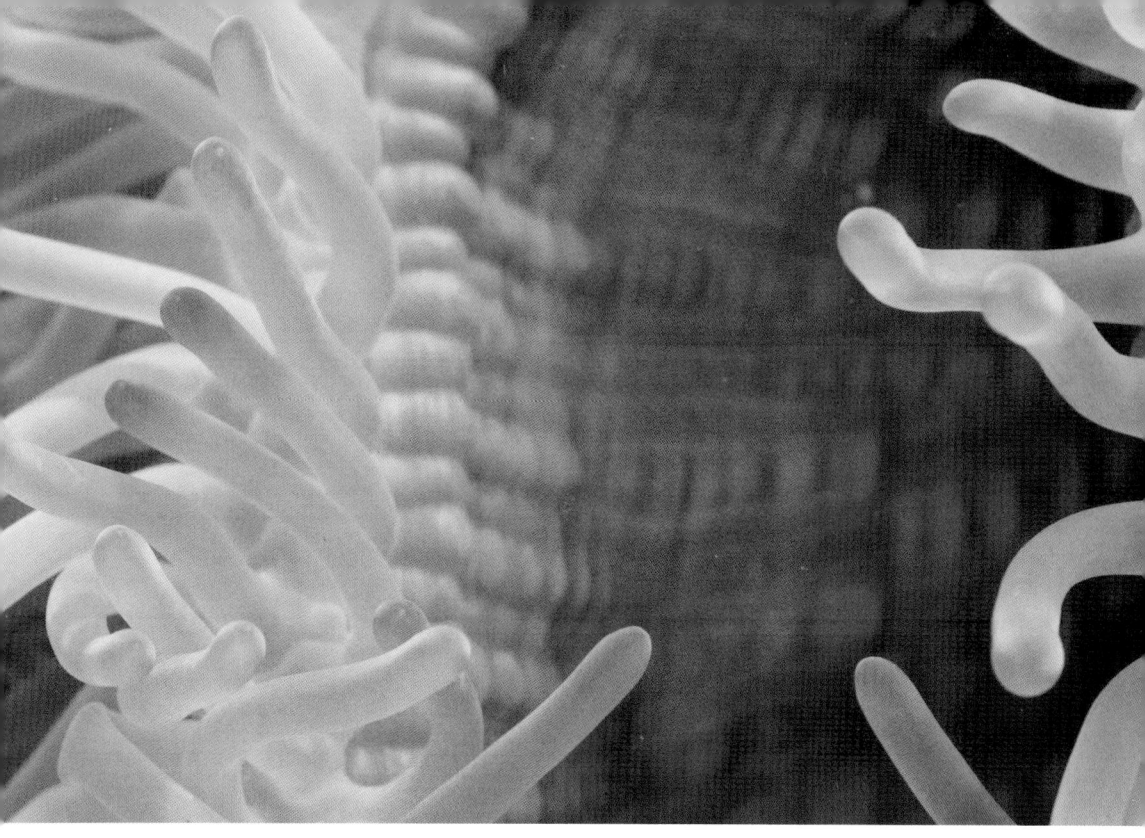

haut verstoffwechselt rund 70 % des aufgenommenen **Glutamins**, was diese Aminosäure zu einem unentbehrlichen Nährstoff für die Aufrechterhaltung der Darmgesundheit macht.[5]

Psyllium (Flohsamen) enthält Schleimstoffe mit einem hohen Wasserbindevermögen. Durch das Aufquellen in Wasser erhöht sich ihr Volumen um das 10- bis 20-Fache. Diese Quellfähigkeit macht den Stuhl weicher und voluminöser. Die Volumenzunahme erhöht den Druck auf die Darmwand, stimuliert so die Aktivität des Darms und reguliert dadurch die Darmentleerung. Psyllium lindert auch Durchfall, indem es Wasser bindet und die Verdauungszeit verlängert. In Studien wurde gezeigt, dass **Flohsamen** bei Darmproblemen signifikant besser wirken als Weizenkleie. Im therapeutischen Einsatz ist Psyllium als Ballaststoffquelle deshalb Kleiepräparaten überlegen.[6]

Die in **Curcuma** (*Curcuma longa*) enthaltenen Curcuminoide weisen entzündungshemmende, antioxidative und immunmodulatorische Eigenschaften auf. Der entzündungshemmende Effekt der Curcuminoide geht auf die Hemmung der Enzyme zurück, die die Produktion der entzündungsfördernden Stoffe hochfahren. Besonders auf entzündliche Darmerkrankungen und das Reizdarmsyndrom zeigt Curcuma einen positiven Einfluss.[7]

Die **echte Kamille** (*Matricaria chamomilla*) zeichnet sich durch ihren hohen Anteil an ätherischen Ölen, Flavonoiden, Cumarinen und Schleimstoffen aus und wird bei entzündlichen Erkrankungen des Magen-Darm-Trakts angewendet. Kamillenextrakt besitzt dadurch wohltuende Eigenschaften, die den Heilungsprozess von entzündlich veränderten Schleimhäuten des Verdauungstrakts unterstützen. Für den bekannten Kamillentee werden sowohl Blüten, Kraut als auch Samen verwendet. Vor allem in romanischen Ländern wird Kamillentee zum Schlafengehen und zur allgemeinen Beruhigung getrunken.[8]

Zink ist eng mit Abwehr- und Heilungsprozessen verbunden und fördert die Wiederherstellung einer gesunden Darmschleimhaut, wodurch die Ergänzung mit Zink eine wichtige Rolle in der Therapie von Magen-Darm-Erkrankungen spielt. Des Weiteren haben entzündliche Veränderungen der Darmschleimhaut oft Verluste an Vitaminen und Spurenelementen – wie u. a. Zink – zur Folge.[9]

Eine der häufigsten Ursachen von Verdauungsproblemen im Sinne einer unzureichenden Aufspaltung der Nahrungsbestandteile (Maldigestion) ist ein Funktionsverlust der Bauchspeicheldrüse (Pankreasinsuffizienz). Die Beschwerden, die dadurch entstehen, reduzieren sich gut durch die Gabe von eiweiß-, kohlenhydrat- und fettspaltenden **Verdauungsenzymen.** Mögliche Enzyme zur Unterstützung der Verdauungsleistung sind u. a. Pankreasenzyme (Pankreatin) sowie pflanzliche Enzyme aus Ananas (Bromelain) und Papaya (Papain) sowie die den Milchzucker abbauende Laktase.[10]

3 | Lifestyleempfehlungen

Bei Funktionsstörungen des Darms und der Verdauung zeigen bestimmte Lifestyleempfehlungen besonders positive Effekte, wie in vielen Studien untersucht und dargelegt wurde. Folgende Lyfestyleemfehlungen zeigen laut Studien Wirkung:

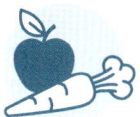

Eine ausgewogene Ernährung mit reichlich Ballaststoffen (30 g pro Tag) in Form von Obst und Gemüse, Getreideprodukten sowie hochwertigem Eiweiß und gesunden Fetten sorgt nicht nur für viel Energie, sondern stellt auch die Basis für einen gesunden Darm dar. Die gezielte Zufuhr bestimmter Lebensmittel kann nicht nur die Verdauung anregen, sondern auch den Darm schonen, wenn dieser gereizt ist und Ruhe braucht. Also hören Sie auf Ihren Darm und achten Sie auf einen abwechslungsreichen Speiseplan – Ihr Darm wird es Ihnen danken![11]

Alkohol wirkt sich auf viele Bereiche des Körpers nachweislich negativ aus und kann auch den Darm ordentlich durcheinanderbringen. Alkohol reizt die Darmschleimhaut, was in weiterer Folge zu Verdauungsstörungen führen kann. Auch wenn Alkohol für viele zum Leben dazugehört: Männer sollten weniger als 20 g, Frauen weniger als 10 g Alkohol pro Tag trinken. Gemessen in Standardgläsern entsprechen 10–12 g Alkohol etwa 0,3 l Bier, ⅛ l Wein, 0,1 l Sekt oder 4 cl Schnaps.[12]

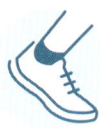

Bewegung fördert dieGesundheit – Bewegungsmangel kann speziell die Darmmuskulatur erschlaffen lassen und in weiterer Folge die Darmtätigkeit negativ beeinträchtigen. Ausgedehnte Spaziergänge, Bewegung und Sport in jeder Form aktivieren den Stoffwechsel und regen die Darmtätigkeit an. Gleichzeitig steigert regelmäßige Bewegung auch Ihr persönliches Wohlbefinden – genug Gründe, um heute noch aktiv zu werden![13]

Mehr als 6 g Salz pro Tag wirken sich nachweislich negativ auf viele Bereiche des Körpers aus, auch auf den Darm. Studien weisen darauf hin, dass ein Zuviel an Salz eine ungünstige Zusammensetzung unserer Darmbakterien fördert. Also lassen Sie den Salzstreuer beim nächsten Kochen doch einmal stehen und probieren es stattdessen mit Kräutern – diese sorgen genauso für Geschmack![14]

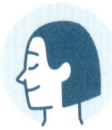

Die häufigste Magen-Darm-Erkrankung ohne klar erkennbare Ursache ist das Reizdarmsyndrom, das oftmals durch eine **psychische Belastung wie Angst oder Stress ausgelöst wird.** Durch die enge Verbindung von Darm und Gehirn, die sogenannte Darm-Hirn-Achse, reagiert der Darm besonders stark auf Stress, Anspannung und Sorgen. Achten Sie daher auf regelmäßige Entspannung und gönnen Sie sich Ihre tägliche Portion Ruhe. Wie wäre es mit einer täglichen Meditation oder Yoga? Damit tun Sie nicht nur Ihrem Geist etwas Gutes, sondern auch Ihrem Darm.[15]

Für viele dürfen **koffeinhaltige Getränke** wie Kaffee und Grün- oder Schwarztee im Alltag nicht fehlen. Dennoch ist zu beachten, dass das Koffein in den beliebten Muntermachern den Darm reizt und somit Verdauungsprobleme verursachen kann. Wenn Sie nicht auf Ihren geliebten Morgenkaffee verzichten können, achten Sie darauf, wenig Koffein zu sich zu nehmen: Einzeldosen von nicht mehr als 100 mg Koffein oder etwa 1,5 mg pro kg Körpergewicht täglich. Das entspricht etwa 1–2 Espressi pro Tag.[16]

4 | Fragen an die Expertin

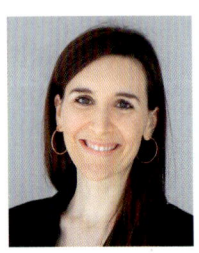

Julia Bintinger, MSc
Ernährungswissenschaftlerin und Mitglied des MIRACON-Science-Wissenschaftsteams

Welche Laboruntersuchungen gibt es?

Darmtestkits und Mikrobiomanalysen: In der Medizin stellt die Untersuchung des Stuhls eine gute Möglichkeit dar, um der Ursache von Symptomen wie Durchfall, Blähungen und Verstopfungen auf den Grund zu gehen. Das lässt sich heutzutage ganz unkompliziert via Darmtestkits oder Mikrobiomanalysen von zu Hause aus erledigen. Die anschließende Untersuchung der Stuhlprobe im Labor quantifiziert die individuelle Darmflora eines Menschen mit all ihren Mikroorganismen (dem Mikrobiom) und gibt Aufschluss darüber, ob sich im Stuhl krankmachende Bakterien, Parasiten oder Viren befinden. Anhand des Stuhlbefunds lässt sich anschließend eine individuelle Therapie mit Lifestyle- und Mikronährstoffempfehlungen zur Erhaltung der Darmgesundheit zusammenstellen.

Vollblutanalyse[1]: Eine weitere Möglichkeit stellt die Untersuchung des Blutes auf bestimmte Entzündungsparameter oder Stoffe dar, die Hin-

---

1   Für Standardblutanalysen untersucht man lediglich das Blutserum; die Zellen des Blutes wertet man nicht aus. Da aber wichtige Nährstoffe – dazu gehören Vitamine, Mineralstoffe, Aminosäuren und Spurenelemente – auch zellgebunden sind, ist eine Vollblutanalyse von Vorteil.

weis darauf geben können, ob der Darm aus dem Gleichgewicht geraten ist. Ein besonderer Parameter der Blutanalyse ist Zonulin Zonulin ist ein Eiweiß in unserem Körper, das die Darmdurchlässigkeit beeinflusst. Erhöhte Zonulinspiegel im Blut weisen auf eine gesteigerte Darmdurchlässigkeit hin. Wenn diese Barriere gestört ist, gelangen Stoffe ungeregelt ins Blut. Das kann auf Dauer zu Darmbeschwerden und weiteren Gesundheitsproblemen führen.

Was ist die Low-FODMAP-Diät?

FODMAPs sind Nahrungsbestandteile wie Laktose, Fruktose, Fruktane, Galactooligosaccharide (GOS) sowie Polyole wie Sorbit und Mannit. Menschen mit Darmproblemen weisen oft eine FODMAP-Unverträglichkeit auf. Die Low-FODMAP-Diät ist eine Ernährungsform, die auf dem temporären Vermeiden von FODMAPs in der Nahrung beruht, um Darmproblemen entgegenzuwirken. In vielen Studien hat sich diese Ernährungsform speziell zur Behandlung des Reizdarmsyndroms bewährt.

Welche Lebensmittel sind besonders zu empfehlen?

Fermentierte Lebensmittel wie Kombucha, Sauerkraut, Kefir, Kimchi und Co sind probiotische Geschenke der Natur. Sie enthalten eine Vielzahl von Bakterienkulturen und sind damit ideal, um die Darmflora zu stärken. Vorsicht ist jedoch bei Histaminintoleranz geboten, da fermentierte Lebensmittel die Symptome der Histaminintoleranz verstärken können.[17] Unverdauliche Pflanzenfasern, sogenannte Präbiotika, fördern die Darmgesundheit ebenso, indem sie den Probiotika als Nahrung dienen. Besonders hohes präbiotisches Potenzial haben Chicorée, Topinambur, Spargel, Pastinaken, Zwiebeln, Knoblauch, Schwarzwurzeln und Artischocken.

5 | Zusammenfassung

Darm & Verdauung (Empfehlungen pro Tagesdosis)

Darmklassiker
Probiotika: 500 –1000 mg (10 Milliarden CFU)
L-Glutamin: 1-3 g
Psyllium: 2-4 g

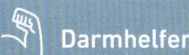 **Darmhelfer**

Blähungen (Flatulenz, Meteorismus)	Kamille: 200 mg Zink:10–50 mg Verdauungsenzyme: 600 mg
Verstopfung	Verdauungsenzyme: 600 mg
Durchfall	Kamille: 10–50 mg Zink: 20–50 mg
Eingeschränkte Verdauungsleistung	Verdauungsenzyme: 600 mg
Entzündungen im Darm	Curcuma: 500–1500 mg

Lifestyleempfehlungen

Ausgewogen ernähren

Alkoholkonsum reduzieren

Viel bewegen

Salzzufuhr verringern

Tägliche Portion Ruhe gönnen

Koffeinhaltige Getränke einschränken

6 | Referenzen

(1) United Nations (UN). www.un.org/en. Zugegriffen am 08.04.2020

(2) Valdes, A. M. et al. 2018. Role of the gut microbiota in nutrition and health. *BMJ.* 361:k2179.

(3) Lovell, R. M., Ford, A. C. 2012. Global prevalence of and risk factors for irritable bowel syndrome: a meta-analysis. *Clin Gastroenterol Hepatol.* 10(7):712-721.e4.

(4) Markowiak, P., Śliżewska, K. 2017. Effects of Probiotics, Prebiotics, and Synbiotics on Human Health. *Nutrients.* 9(9):1021.

(5) Gröber, U. 2002. Orthomolekulare Medizin. Ein Leitfaden für Apotheker und Ärzte.

(6) Singh, B. 2007. Psyllium as therapeutic and drug delivery agent. *Int J Pharm.* 334(1-2):1-14.

(7) Hanai, H. et al. 2006. Curcumin maintenance therapy for ulcerative colitis: randomized,

multicenter, double-blind, pacebo-controlled trial. *Clin Gastroenterol Hepatol.* 4(12):1502-1506.

(8)   Miraj, S., Alesaeidi, S. 2016. A systematic review study of therapeutic effects of Matricaria recuitta chamomile (chamomile). *Electron Physician.* 8(9): 3024–3031.

(9)   Ohashi, W., Fukada, T. 2019. Contribution of Zinc and Zinc Transporters in the Pathogenesis of Inflammatory Bowel Diseases. *J Immunol Res.* 2019:8396878.

(10)   Ianiro, G. et al. 2016. Digestive Enzyme Supplementation in Gastrointestinal Diseases. *Curr Drug Metab.* 17(2):187–193.

(11)   Algera, J., Colomier, E., Simrén, M. 2019. The Dietary Management of Patients with Irritable Bowel Syndrome: A Narrative Review of the Existing and Emerging Evidence. *Nutrients.* 11(9): 2162.

(12)   Deutsche Gesellschaft für Ernährung (DGE). Alkohol - Richtwert für Alkohol. Zugegriffen am 26.05.2020.

(13)   Weaver, K. R. et al. 2017. Irritable Bowel Syndrome: A review. *Am J Nurs.* 117(6): 48–55.

(14)   Chen, L. et al. 2020. Modest Sodium Reduction Increases Circulating Short-Chain Fatty Acids in Untreated Hypertensives: A Randomized, Double-Blind, Placebo-Controlled Trial. *Hypertension.* 76(1):73-79.

(15)   Hong-Yan, Q. et al. 2014. Impact of psychological stress on irritable bowel syndrome. *World J Gastroenterol.* 20(39):14126-14131.

(16)   European Food Safety (EFSA). www.efsa.europa.eu/de. Zugegriffen am 21.04.2020.

(17)   Bell, V. et al. 2018. One Health, Fermented Foods, and Gut Microbiota. *Foods.* 7(12):195.

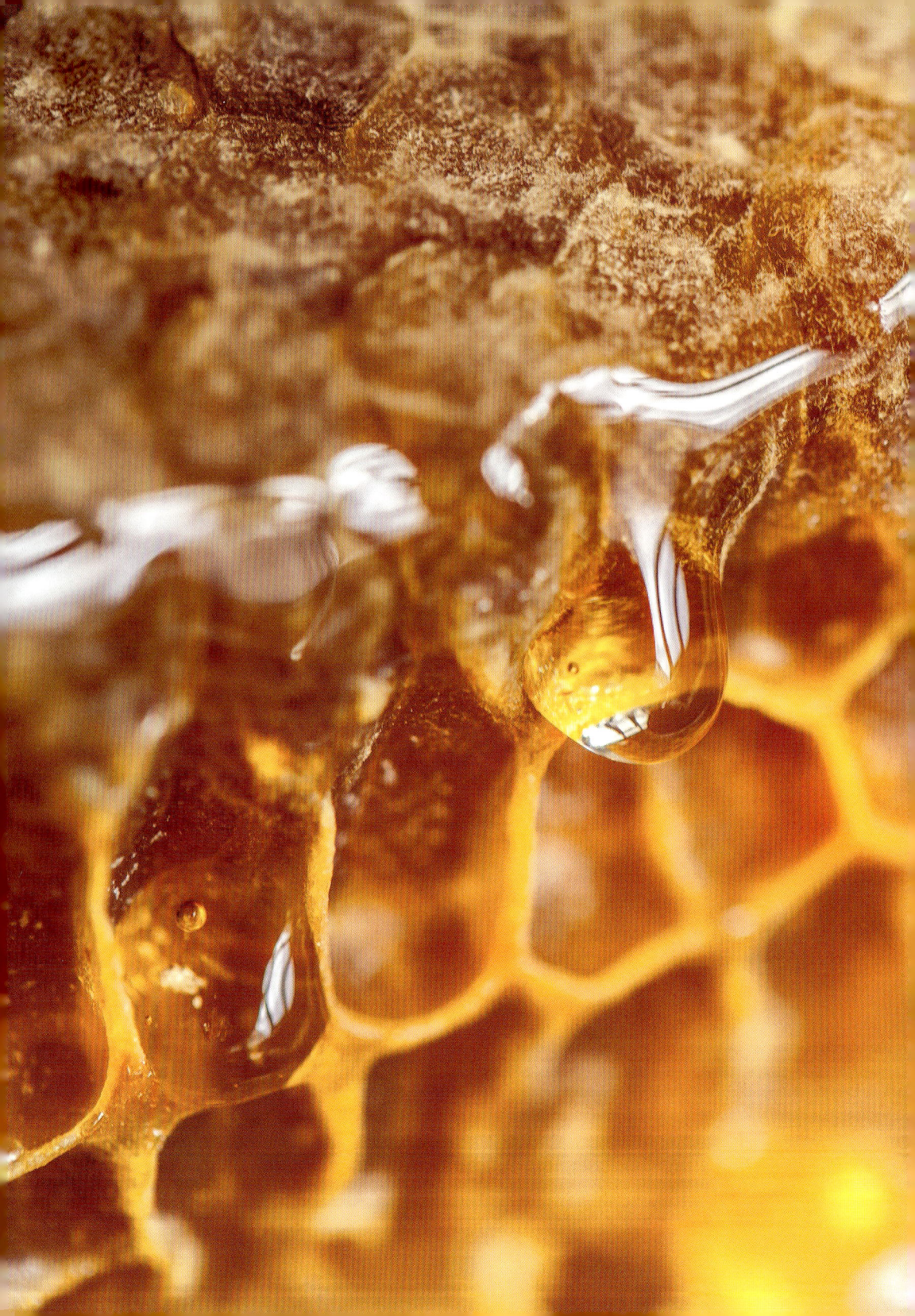

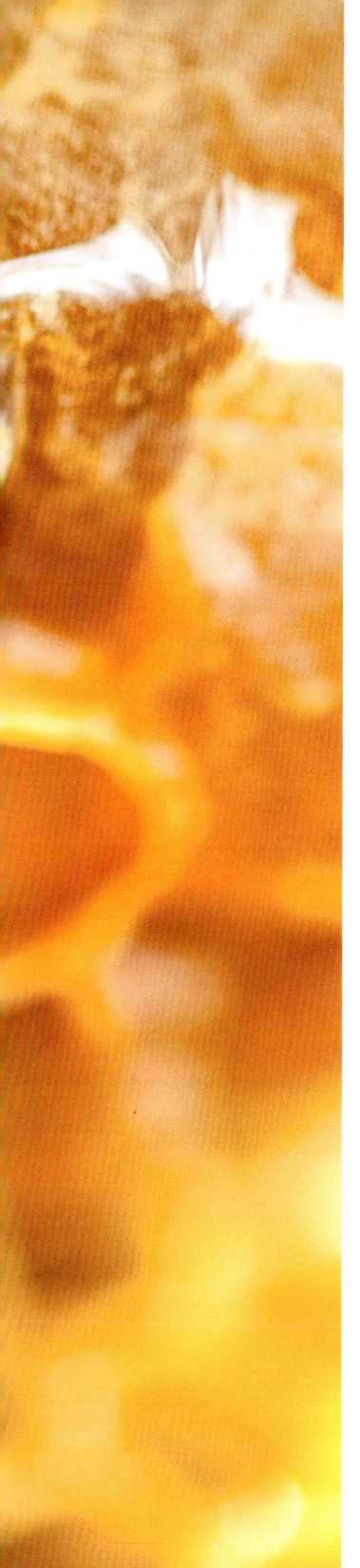

Diabetes mellitus

1 | Diabetes mellitus – die bekannte Zuckerkrankheit

Die moderne Labordiagnostik vermag vieles, dennoch wäre es manchmal hilfreich, die feine Spürnase eines Hundes zu haben, um erste krankhafte Stoffwechselveränderungen zu erkennen. So würde der fruchtige Apfelgeruch, gepaart mit dem Hauch von acetonhaltigem Nagellackentferner, Störungen im Blutzuckerstoffwechsel entlarven und es uns ermöglichen, erste Schritte im Kampf gegen einen beginnenden Diabetes einzuläuten. Denn besonders bei Diabetes mellitus ist die Früherkennung überaus wertvoll.

Diese im Volksmund auch als Zuckerkrankheit bezeichnete Stoffwechselerkrankung des Kohlenhydratstoffwechsels beruht auf einem Mangel an dem Hormon Insulin, welches hauptsächlich den Zuckerstoffwechsel regelt. Bei Diabetes mellitus Typ 1 stellt die Bauchspeicheldrüse die Produktion von Insulin ganz ein, weswegen Betroffene auf die lebenslange Zufuhr von Insulin

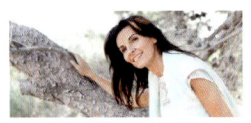

„Jetzt im Alter spielt mein Blutzucker eine tragende Rolle in meinem Leben. Ich fühle mich oft müde, durstig, sehe schlecht und meine Wunden heilen nur mäßig. Ich weiß mittlerweile, dass ich auf meinen Blutzucker achten muss, damit es mir gut geht."

angewiesen sind. Bei Diabetes mellitus Typ 2 hingegen produziert die Bauchspeicheldrüse zwar noch Insulin, jedoch nicht in ausreichender Menge bzw. stellt sie die die Herstellung sogar ganz ein.

Diabetes mellitus schleicht sich heimtückisch und auf leisen Sohlen ins Leben der Betroffenen und wird für diese zu einer unbemerkt tickenden Zeitbombe. So süß Zucker auch ist, so sauer stößt dieser unserem Körper bei einem Überschuss im Blut auf. Über die Jahre hinweg schädigt der lange Zeit unbemerkte erhöhte Blutzuckerspiegel Gefäße, Nerven und Organe irreparabel. Zu den ersten spürbaren Symptomen, die auf die Krankheit hinweisen, zählen Unwohlsein, Abgeschlagenheit und Schwächegefühl. Auch Wundheilungsstörungen und eine schlechte Immunabwehr können auf die tückische Krankheit hindeuten.

War vor Diabetes mellitus vor 50 Jahren noch eine Randerscheinung, spielt die Erkrankung heutzutage eine enorme gesundheitspolitische und ökonomische Rolle. Derzeit schätzt man allein in Österreich die Gesamtzahl der Diabetiker – sowohl ärztlich diagnostiziert als auch noch unerkannt – auf etwas mehr als 600.000 Menschen. Europaweit wird die Zahl der Diabetespatienten auf rund 53 Millionen geschätzt, Tendenz steigend. Die gute Nachricht für alle Betroffenen: Diabetes muss man nicht einfach so hinnehmen, sondern man kann aktiv zum Therapieerfolg beitragen. Gezielte Lebensstiländerungen, wie eine gesunde Ernährung und mehr Bewegung, sowie die begleitende Einnahme ausgewählter Mikronährstoffe können nicht nur die Manifestation der Krankheit verhindern bzw. hinauszögern, sondern auch dabei helfen, Medikamente zu sparen und das Zeitfenster bis zur unabdingbaren Insulinbehandlung auszudehnen.

2 | Schlüsselnährstoffe

 Diabetes-Klassiker

Chrom kommt in erster Linie bei Diabetes mellitus zum therapeutischen Einsatz, denn Diabetiker scheiden vermehrt Chrom aus (Chromurie), was sich in niedrigeren Plasmawerten manifestiert. Chrom ist aktiver Bestandteil des Glukosetoleranzfaktors, der die Bindung von Insulin an den spezifischen Rezeptoren der Zellmembranen steuert. Eine Chromsupplementierung von 200–1000 µg pro Tag kann die Insulin-Rezeptor-Bindung, die zelluläre Glukoseverwertung und die Blutfettwerte von Diabetikern verbessern.[1]

Auch Pflanzenextrakte zeigen in Studien eine positive Beeinflussung des Blutzuckerspiegels. **Grüner Tee** zeigt beispielsweise neben starken antioxidativen Effekten auch antidiabetische Wirkung, indem er den Glukose- und Lipidstoffwechsel positiv beeinflusst und die Glukosetoleranz erhöht.[2] Darüber hinaus zeigen Pflanzenextrakte – wie **Heidelbeer**-Extrakt, Extrakte der indischen **Kletterrebe** (Gymnema sylvestre), **Bittermelone** (Momordica charantia) und **Ginseng** – ebenfalls antidiabetische und blutzuckerspiegelsenkende Wirkung.[3]-[6]

Bei einer gestörten Glukosetoleranz verbessert die Optimierung des **Vitamin-D**-Spiegels die Insulinsensitivität. Die Bauchspeicheldrüse benötigen für eine normale Insulinausschüttung Vitamin D. Ein Mangel kann mit einer eingeschränkten Glukosetoleranz, beeinträchtigter Insulinausscheidung und reduzierter Insulinsensitivität einhergehen. Eine Erhöhung der Vitamin-D-Serumwerte durch Supplementierung führt bei Typ-2-Diabetikern zu einer Verbesserung der Insulinausschüttung um bis zu 34 %.[7], [8]

Diabetes-Helfer

L-Carnitin ist am oxidativen Abbau langkettiger Fettsäuren und der daraus resultierenden Energiefreisetzung beteiligt. Bei Diabetes mellitus können therapeutische Dosierungen von L-Carnitin die erhöhte Ausscheidung kompensieren, was zur Senkung der bei Diabetes oft erhöhten Blutfettwerte beiträgt. L-Carnitin unterbindet eine Anhäufung von Triglyceriden im Serum, die bei der Entstehung einer Insulinresistenz eine Rolle zu spielen scheinen. Zudem kann L-Carnitin die Regeneration von Nerven und Nervenempfindungen, die durch eine Diabetes-Erkrankung beeinträchtigt werden, signifikant verbessern.[9], [10]

Zahlreiche Studien belegen die positiven Auswirkungen von **Zink** auf Patienten mit Diabetes mellitus. Demnach reduziert eine Zink-Supplementierung den Nüchtern-Blutzuckerspiegel von Typ-2-Diabetikern und führt zur Abnahme des Blutzuckers nach einer Mahlzeit. Des Weiteren reduziert Zink auch Lipidparameter, darunter das Gesamtcholesterin und das Lipoprotein-Cholesterin. Eine Supplementierung mit Zink kann auch eine signifikante Senkung des systolischen und diastolischen Blutdrucks induzieren.[11]

Oxidativer Stress spielt eine nicht unerhebliche Rolle bei der Entstehung kleiner lokaler Durchblutungsstörungen. Um oxidative Gewebsschädigungen zu vermeiden, empfehlen sich antioxidative Wirkstoffe, wie aktives **Coenzym Q10, Vitamin E** und **Vitamin C**.[12]

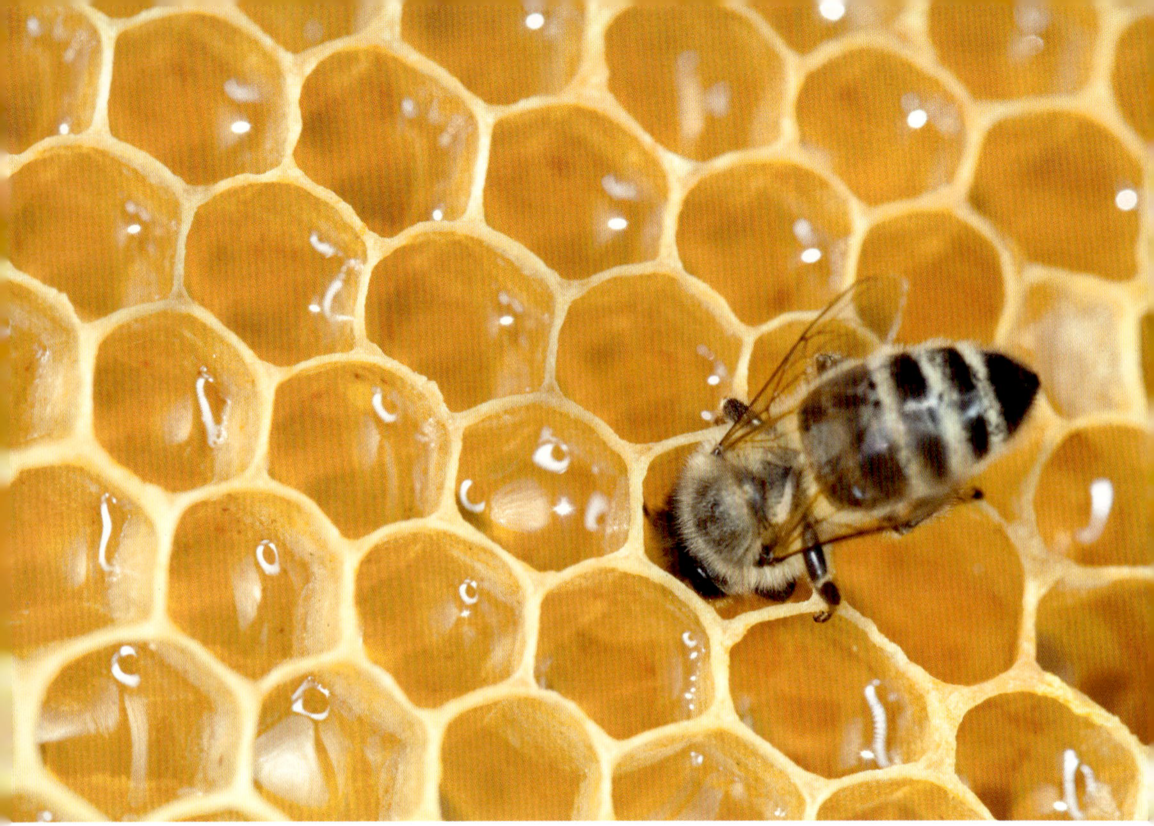

3 | Lifestyleempfehlungen

Besondere Auswirkungen: Hinsichtlich Diabetes zeigen bestimmte Lifestyleempfehlungen besonders positive Effekte. Sie wurden in vielen Studien untersucht und dargelegt:

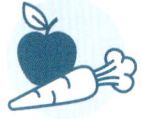

Die richtige Ernährung ist ein wichtiger Faktor für unsere Gesundheit, entscheidet aber besonders bei Erkrankungen wie Diabetes mellitus den Behandlungserfolg. Die Ernährungsweise bei dieser Stoffwechselerkrankung zielt in erster Linie darauf ab, **Lebensmittel zu konsumieren, welche den Blutzucker im Normalbereich halten und gleichzeitig Übergewicht abbauen bzw. vermeiden.** Denn die meisten Diabetiker leiden an Übergewicht. Der Schwerpunkt der Ernährung liegt auf einer fettarmen, ballaststoffreichen und abwechslungsreichen Mischkost mit Hauptfokus auf der Kohlenhydrat-Zufuhr, insbesondere auf der Vermeidung von zucker- und salzreichen Speisen und rotem Fleisch. Kohlenhydrate sollten bei Diabetes mellitus generell reduziert und wenn, dann in Form von Vollwertprodukten konsumiert werden.[13], [14]

Dass Übergewicht, vor allem übermäßiges Übergewicht in Form von Adipositas (BMI>30), für die Gesundheit schädlich ist, ist bekannt. Zahlreiche **Studien belegen, dass Menschen mit Übergewicht und Adipositas nicht nur oft unter Diabetes mellitus leiden, sondern auch ein erhöhtes Risiko aufweisen, überhaupt Diabetes mellitus zu entwickeln.** Eine Gewichtsreduktion ist daher ein wesentlicher Faktor in der Prävention als auch Therapie von Diabetes mellitus. Eine neue Studie hat in diesem Zusammenhang ergeben, dass Menschen, die 5 Jahre nach der Diagnose von Typ-2-Diabetes eine Gewichtsabnahme von 10 % oder mehr erreicht hatten, die größten Chancen auf die Remission der Krankheit hatten.[15]

Der Zusammenhang zwischen Alkoholkonsum und Typ-2-Diabetes ist schon seit Längerem Bestandteil der Forschung. Auch wenn die Studienlage dazu noch nicht eindeutig ist, wirkt sich Alkohol auf viele Bereiche des Körpers nachweislich negativ aus und kann Patienten mit Typ-1-Diabetes zusätzlich belasten. In der Regel sollten gesunde Männer weniger als 20 g und gesunde Frauen weniger als 10 g Alkohol pro Tag zu sich nehmen. Gemessen in Standardgläsern entsprechen 10–12 g Alkohol etwa 0,3 l Bier, ⅛ l Wein, 0,1 l Sekt oder 4 cl Schnaps.[16], [17]

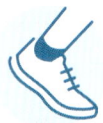

In einer Studie hat sich gezeigt, dass das tägliche Gehen von mindestens 30 Minuten das Risiko für Diabetes Typ 2 um etwa 50 % senkt. Gleichzeitig steigert regelmäßige Bewegung auch das persönliche Wohlbefinden – Grund genug, um heute noch aktiv zu werden.[18]

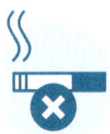

Vieles deutet darauf hin, dass eine Nikotinbelastung mit Typ-2-Diabetes einhergeht bzw. Faktoren beeinflusst, die mit der Erkrankung im Zusammenhang stehen, darunter die Körperzusammensetzung, die Insulinsensitivität und die β-Zellfunktionen (β-Zellen sind Insulinproduzierenden Zellen). Profitieren Sie also von einem weiteren gesundheitlichen Vorteil der Rauchentwöhnung und tun Sie Ihrem Körper etwas Gutes.[19]

4 | Fragen an die Expertin

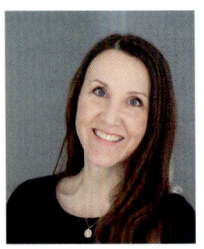

Mag. Margit Weichselbraun
Ernährungswissenschaftlerin und Mitglied des MIRACON-Science-Wissenschafts-teams

Wie wird Diabetes gemessen?

Bei einem Diabetes mellitus stehen mehrere Kriterien zur Auswahl, um eine Diagnose abzusichern. Der Schwerpunkt der Diagnostik liegt dabei auf der Messung der Blutzuckerwerte im venösen Blut und erfolgt im Labor. Nach derzeitigem Wissensstand gilt die Diagnose als abgesichert bei einem Gelegenheits-Plasmaglukosewert von ≥200 mg/dl (≥11,1 mmol/l) und bei einer Nüchtern-Plasmaglukose von ≥126 mg/dl (≥7,0 mmol/l), bei einem oGTT-2-h-Wert (oraler Glucoseintoleranztest (oGTT)) im venösen Plasma von ≥200 mg/dl (≥11,1 mmol/l) und bei HbA1c (Hämoglobin A1c) von ≥6,5 % (≥48 mmol/mol Hb). Bei einem oGTT, auch Zuckerbelastungstest genannt, wird der Blutzucker nach Einnahme einer Mahlzeit gemessen. Beim HbA1c handelt es sich um einen Wert, dessen Bestimmung Aufschluss über den Blutzucker der vergangenen 6–8 Wochen gibt, weswegen er auch als Langzeitzucker bezeichnet wird.[20]

	Nüchtern-Blutzucker	oGTT-2-h-Wert	HbA1c (%)
Gesund	<100 mg/dl	<140 mg/dl	<5,7 %
	<5,6 mmol/l	<7,8 mmol/l	
Gestörte Glukosetoleranz	100–125 mg/dl	140–199 mg/dl	5,7–6,4 %
	5,6–6,9 mmol/l	7,8–11,0 mmol/l	
Diabetes mellitus	>126 mg/dl	>200 mg/dl	>6,5 %
	>7,0 mmol/l	>11,1 mmol/l	

Welchen Einfluss nehmen Stress und Ängste auf den Blutzuckerspiegel und Diabetes?

Egal ob eine drohende Kündigung, Streit oder ein Zahnarzttermin: Der Körper schüttet unter Stress einen Hormoncocktail aus, der die körpereigenen Energiereserven mobilisiert und den Blutzuckerspiegel ansteigen lässt. Bei Diabetikern, die hohem Stress ausgesetzt werden, kann es zu einer Verschlechterung des Diabetes kommen. Doch auch gesunde Menschen sollten versuchen, ihren Stresspegel vorausblickend abzubauen, denn unter Dauerstress oder bei schlechter Stressbelastbarkeit – man spricht von einer niedrigen Stressresilienz – erhöht sich das Risiko, an Diabetes zu erkranken. Die gute Nachricht ist: Die persönliche Stressresilienz ist nicht in Stein gemeißelt, sondern kann erlernt und verbessert werden. Neue Studienergebnisse weisen zudem darauf hin, dass sich auch eine gute Versorgung mit bestimmten Mikronähstoffen günstig auf die Stressresilienz auswirkt. Zu nutritiven Stressbegleitern zählt beispielsweise das Stressmineral Magnesium, genauso wie Kalium, Zink, Selen oder B-Vitamine.

Was kann Yoga bei Diabetes mellitus bewirken?

Yoga ist vor mehr als 5000 Jahren in Indien entstanden und ist eine Möglichkeil, um Körper, Geist und Emotionen auszugleichen und zu harmonisieren. Dabei stellte sich Yoga als nützlich bei der Behandlung verschiedener Zivilisationskrankheiten, einschließlich Typ-2-Diabetes, heraus. Demnach fördern entspannende Haltungen und Atemtechniken den Abbau von Stress, der die Blutzuckerwerte steigen lässt. Zusätzlich können auch dynamischere Yogaformen den Blutzucker sinken lassen.

5 | Zusammenfassung

Diabetes mellitus (Empfehlungen pro Tagesdosis)

 Diabetes-mellitus-Klassiker

Chrom: 200–1000 µg (bei bestehendem Diabetes mellitus)
200 µg (präventiv)

Grüner Tee: 1000–1500 mg

Heidelbeer-Extrakt: 20–50 mg

Kletterrebe: 200 mg

Bittermelone: 100 mg

Ginseng: 100–300 mg

Vitamin D: 2000–4000 I.E.

 Diabetes-mellitus-Helfer

Senkung von erhöhten Blutfetten	L-Carnitin: 1000–3000 mg Zink: 15–30 mg
Antioxidantien	Coenzym Q10: 100–300 mg Ubiquinon oder 60 mg Ubiquinol Vitamin E: 100–300 mg Vitamin C: 500–3000 mg

Lifestyleempfehlungen

Ausgewogen
ernähren

Alkoholkonsum
reduzieren

Viel bewegen

Tägliche Portion
Ruhe gönnen

Gewicht reduzieren

Nikotinkonsum
einschränken

6 | Referenzen

1) Abdollahi, M. et al. 2013. Effect of Chromium on Glucose and Lipid Profiles in Patients with Type 2 Diabetes; a Meta-analysis Review of Randomized Trials. *J Pharm Pharm Sci.* 16(1):99–114.

2) Mousavi, A. et al. 2013. The effects of green tea consumption on metabolic and anthropometric indices in patients with Type 2 diabetes. *J Res Med Sci.* 18(12):1080–1086.

3) Abidov, M. et al. 2006. Effect of blueberin on fasting glucose, C-reactive protein and plasma aminotransferases, in female volunteers with diabetes type 2: double-blind, placebo controlled clinical study. *Georgian Med News.* 141:66–72.

4) Tiwari, P. et al. 2014. Phytochemical and Pharmacological Properties of Gymnema sylvestre: An Important Medicinal Plant. *Biomed Res Int.* 2014:830285.

5) Martínez-Abundis, E. et al. 2016. Novel nutraceutic therapies for the treatment of metabolic syndrome. *World J Diabetes.* 7(7):142–152.

6) Kim, H. Y., Kim, K. 2007. Protective effect of ginseng on cytokine-induced apoptosis in pancreatic beta-cells. *J Agric Food Chem.* 55(8):2816–2823.

7) Borissova, A. M. et al. 2003. The effect of vitamin D3 on insulin secretion and peripheral insulin sensitivity in type 2 diabetic patients. *Int J Clin Pract.* 57(4):258–261.

8) Mitri, J., Pittas, A. G. 2014. Vitamin D and Diabetes. *Endocrinol Metab Clin North Am.* 43(1):205–232.

9) Mingrone, G. 2004. Carnitine in type 2 diabetes. *Ann N Y Acad Sci.* 1033:99–107.

10) Sima, A. A. F. et al. 2005. Acetyl-L-carnitine improves pain, nerve regeneration and vibratory perception in patients with chronic diabetic neuropathy: an analysis of two randomized placebo-controlled trials. *Diabetes Care.* 28(1):89–94.

11) Jayawardena, R. et al. 2012. Effects of zinc supplementation on diabetes mellitus: a systematic review and meta-analysis. *Diabetol Metab Syndr.* 4(1):13.

12) Bajaj, S., Khan, A. 2012. Antioxidants and diabetes. *Indian J Endocrinol Metab.* 16(Suppl 2):S267–271.

13) Bosy-Westphal, A. et al. 2017. Ernährungstherapie bei Diabetes. *Aktuel Ernährungsmed.* 42(03):211–219.

14) European-Prospective-Investigation-into-Cancer-and-Nutrition(EPIC)-Studie. *https://epic.iarc.fr/.* Zugegriffen am 12.10.2021.

15) Dhamba-Miller, H. et al. 2020. Behaviour change, weight loss and remission of Type 2 diabetes: a community-based prospective cohort study. *Diabet Med.* 37(4):681–688.

16) Emanuele, N. V. et al. 1998. Consequences of Alcohol Use in Diabetics. *Alcohol Health Res World.* 22(3):211–219.

17) Deutsche Gesellschaft für Ernährung (DGE). Alkohol – Richtwert für Alkohol. https://www.dge.de/wissenschaft/referenzwerte/alkohol/?L=0#:~:text=Richtwert%20f%C3%BCr%20Alkohol&text=Bei%20vorsichtiger%20Abw%C3%A4gung%20der%20in,Tag%20f%C3%BCr%20gesunde%20M%C3%A4nner%20angesehen. Zugegriffen am 12.10.2021.

18) Hamasaki, H. 2016. Daily physical activity and type 2 diabetes: A review. *World J Diabetes.* 7(12):243–251.

19) Maddatu, J. et al. 2017. Smoking and the Risk of Type 2 Diabetes. *Transl Res.* 184:101–107.

20) Muley, A. et al. 2012. Coffee to reduce risk of type 2 diabetes?: a systematic review. *Curr Diabetes Rev.* 8(3):162–168.

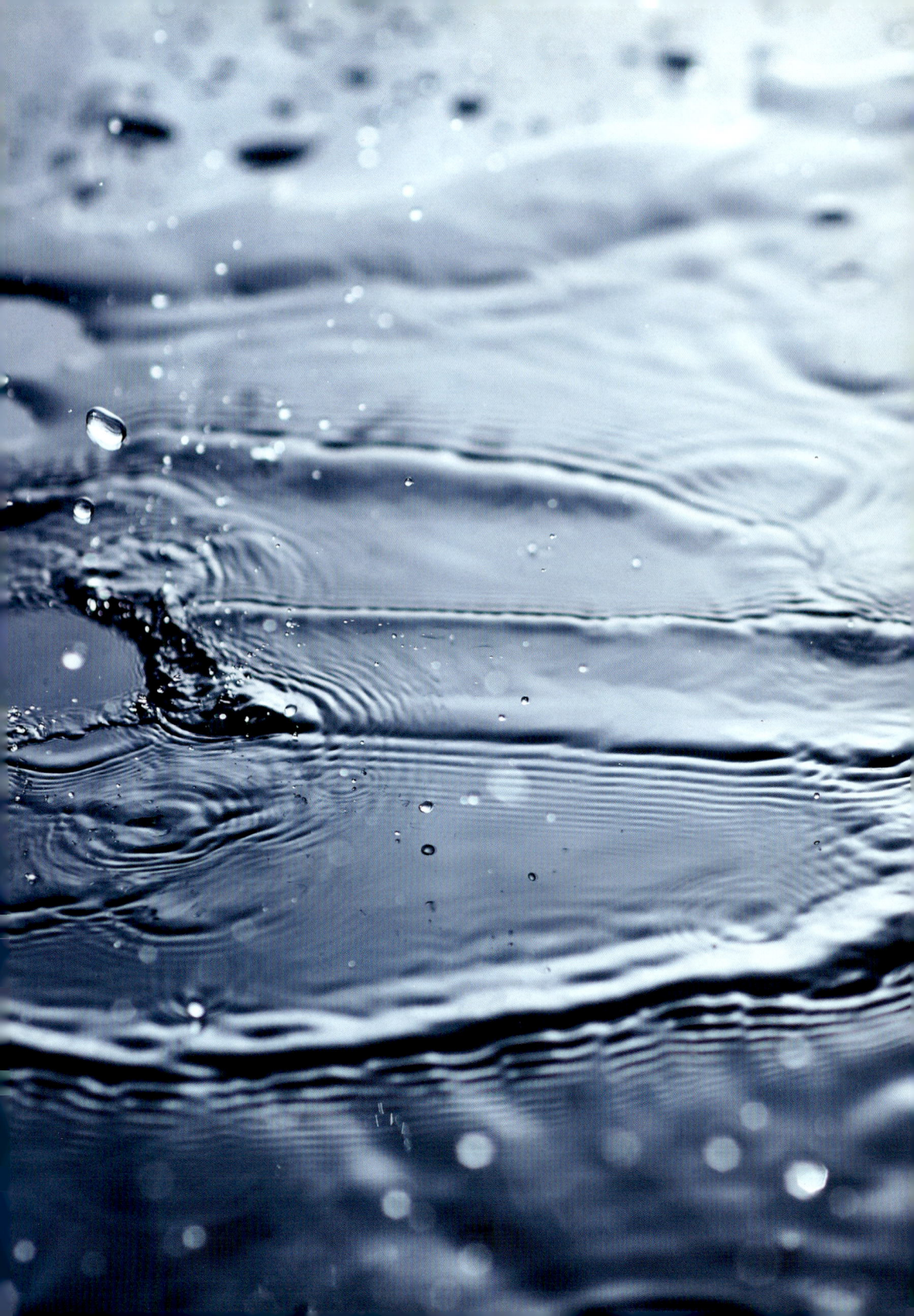

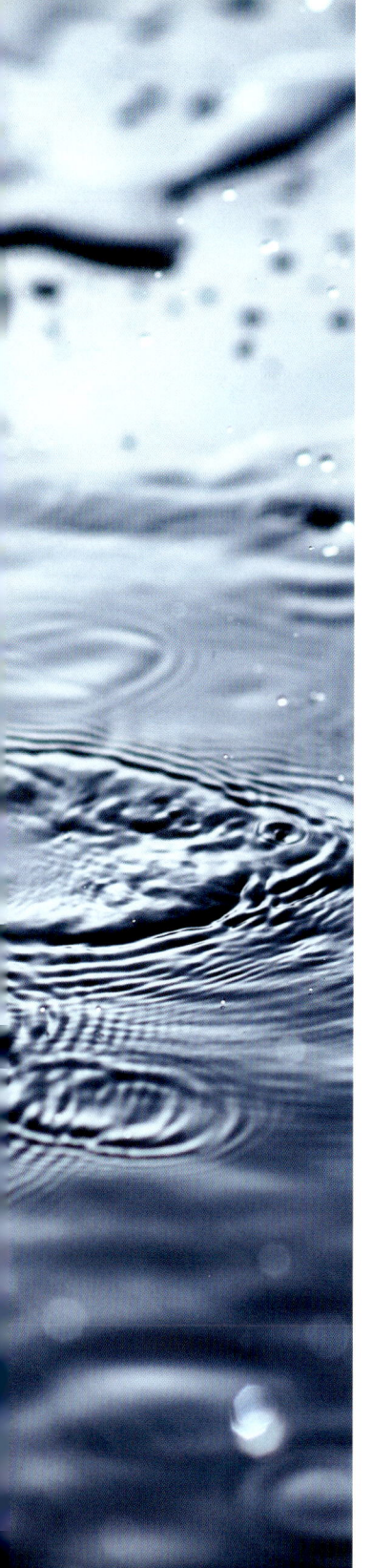

Immun-system & Abwehrkräfte

1 | Das Immunsystem – der Schutzschild unseres Körpers

Unsere Welt ist nicht nur so, wie wir sie wahrnehmen. Nicht alles ist für unser bloßes Auge erfass- und sichtbar. Erst ein Blick durchs Mikroskop offenbart die faszinierende Welt, die anderenfalls unseren Augen verborgen bliebe. „Mikroben" (z. B. Bakterien, Viren, Pilze) beherrschen unsere Welt. Sie befinden sich in der Luft, leben im Erdboden, besiedeln unseren gesamten Lebensraum. Ein gesunder Körper beherbergt circa zehnmal so viele Mikroorganismen wie Körperzellen. Besonders dichtes Getümmel herrscht im Darm, bildet die sogenannte Darmflora und ist wichtiger Teil der Immunabwehr: 70 % aller Immun-zellen befinden sich im Dünn- und Dickdarm, knapp 80 % der Abwehrreaktionen laufen hier ab.[1] Unsere hauseigenen Mik-roben stellen eine Barriere gegen schädliche Eindringlinge dar und dienen gleichzeitig unseren Immunzellen als lebenslanger Trainingspartner. Letzteres ist für uns von unfassbarem Wert. Denn Mikroben sind zwar ein integraler Teil unserer Lebenswelt

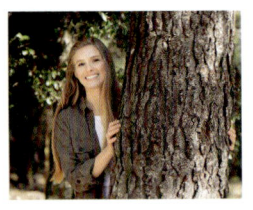

„Ich kränkle öfters in den kalten Wintermonaten, leide immer wieder unter Schnupfen, Halsschmerzen und fühle mich krank. Ich möchte meinem Immunsystem wirklich dabei helfen, fit zu bleiben, und es vor allem präventiv unterstützen."

und überwiegend harmlos, dennoch werden wir auch permanent mit krankmachenden Keimen konfrontiert. Zur Abwehr körperfremder Substanzen und schädlicher Erreger ist unser hochwirksames und intelligentes Verteidigungssystem, das Immunsystem, rund um die Uhr in Alarmbereitschaft. Speziell in der nasskalten Jahreszeit, auch als Virenzeit bekannt, und in individuellen Belastungssituationen ist dieser körpereigene Schutzschirm gefordert. Bestimmte Umweltbedingungen wie Kälte, eine unausgewogene Ernährung, Bewegungs- und Schlafmangel, der Konsum von Alkohol, aber auch Allergien belasten das Immunsystem zusätzlich.

Besonders in herausfordernden Zeiten ist es wichtig, dem Immunsystem unter die Arme zu greifen: Bewegung in der freien Natur und vitalstoffreiche, regionale und saisonale Nahrungsmittel, regelmäßige Pausen zum Entspannen und Durchatmen sowie der Verzicht auf Alkohol und Zigaretten tragen zu einer belastbaren Immunabwehr bei. Darüber hinaus spielen auch Hygiene mit regelmäßigem Händewaschen und die Bekämpfung von trockener Heizungsluft in den kalten Wintermonaten eine wichtige Rolle, um Infektionen erfolgreich vorzubeugen. Die Heizungsluft trocknet die Schleimhäute und Atemwege aus, welche Viren und anderen Erregern so eine ideale Angriffsfläche bieten. Zusätzlich kann man das Immunsystem mit immunaktiven Nährstoffen in Form von Vitaminen, Spurenelementen und Pflanzenextrakten rüsten – denn ein schlagkräftiges Schutzsystem ist die beste Verteidigung.

2 | Schlüsselnährstoffe

 Immunklassiker

Vitamin C zählt zu den absoluten Immunklassikern – und das zu Recht. Bei Erkältungen verkürzt eine rechtzeitige und ausreichend hohe Vitamin-C-Supplementierung die Krankheitsdauer bei Erwachsenen und Kindern signifikant.[2] Durch hoch dosierte Gaben von Vitamin C lässt sich ein Abfall der Vitamin-C-Konzentration in den weißen Blutkörperchen und dadurch die Schwächung ihrer Abwehraktivität verhindern.[3] Zusätzlich kann ein Multivitaminpräparat zur Grundversorgung mit den wichtigsten Vitaminen und Nährstoffen das Immunsystem präventiv unterstützen.

Vitamin D ist vorrangig für seine klassische Rolle im Knochenstoffwechsel bekannt, stellt aber auch einen wesentlichen Faktor bei der Immunabwehr dar. Studien haben in diesem Zusammenhang ergeben, dass niedrige Vitamin-D-Spiegel das Risiko für Infektionen der oberen Atemwege erhöhen[4] und eine regelmäßige Vitamin-D-Supplementierung vor Infektionen der oberen Atemwege schützt.[5], [6] Eine weitere Studie hat außerdem belegt, dass die tägliche Gabe von 1200 I.E. das Risiko für eine Grippeerkrankung bei Kindern reduziert.[7]

Eine mangelhafte Versorgung mit **Zink** beeinträchtigt die Bildung und die Aktivität verschiedener Abwehrzellen. Dadurch scheint Zink das Risiko, die Dauer und die Intensität der Erkrankung direkt zu beeinflussen. Es wird zudem vermutet, dass Zink die Bildung entzündungsfördernder Stoffe hemmt und dadurch direkten Einfluss auf das Infektionsgeschehen nimmt.[8] Zink stärkt besonders die Immunfunktionen von älteren Menschen.[9]

Das Antioxidans **Selen** nimmt ebenfalls eine wichtige Rolle in unserem Immunsystem ein. Als Bestandteil des antioxidativen Systems bietet Selen Schutz vor oxidativem Stress, weswegen der Selenbedarf während Virusinfektionen und der damit verbundenen höheren Produktion von reaktiven Sauerstoffspezies (ROS) erhöht ist.[10], [11] Des Weiteren steigert ein Selenmangel die negative Wirkung diverser Viren, während ein optimaler Selenspiegel die Überlebens- und Genesungsrate bei grippeinduzierter Lungenentzündung erhöht. [11], [12]

 ## Immunhelfer

Der therapeutische Einsatz von **Medizinalpilzen** mit ihrem hohen Gehalt an dem natürlichen Polysaccharid **Beta-Glucan** hat vor allem im asiatischen Raum eine lange Tradition. So steigert die zwölfwöchige Gabe von **Reishi** (*Ganoderma lucidum*) die Immunzellzahl signifikant und führt zur Reduktion des allgemeinen Infektionsrisikos.[13] **Shiitake** (*Lentinula edodes*) verfügt über eine immunstimulierende Wirkung beim Menschen und über Potenzial gegen Influenzaviren (H1N1, H5N1).[14] **Coriolus** (*Coriolus versicolor* oder *Trametes versicolor)* steigert die Aktivierung von Fresszellen und die Aktivität des Immunsystems.[15] Die in **Hericium** (*Hericium erinaceus*) enthaltenen Polysaccharide stärken das Immunsystem, indem sie das Mikrobiom (Darmflora) unterstützen.[16] Im Tiermodell steigerte die orale Substitution von **Cordyceps** (Cordyceps sinensis) die Lymphozytenproliferation, die Phagozytose, die Interleukin-6-Produktion sowie die Dichte der Peyer'schen Plaques im Verdauungstrakt.[17]

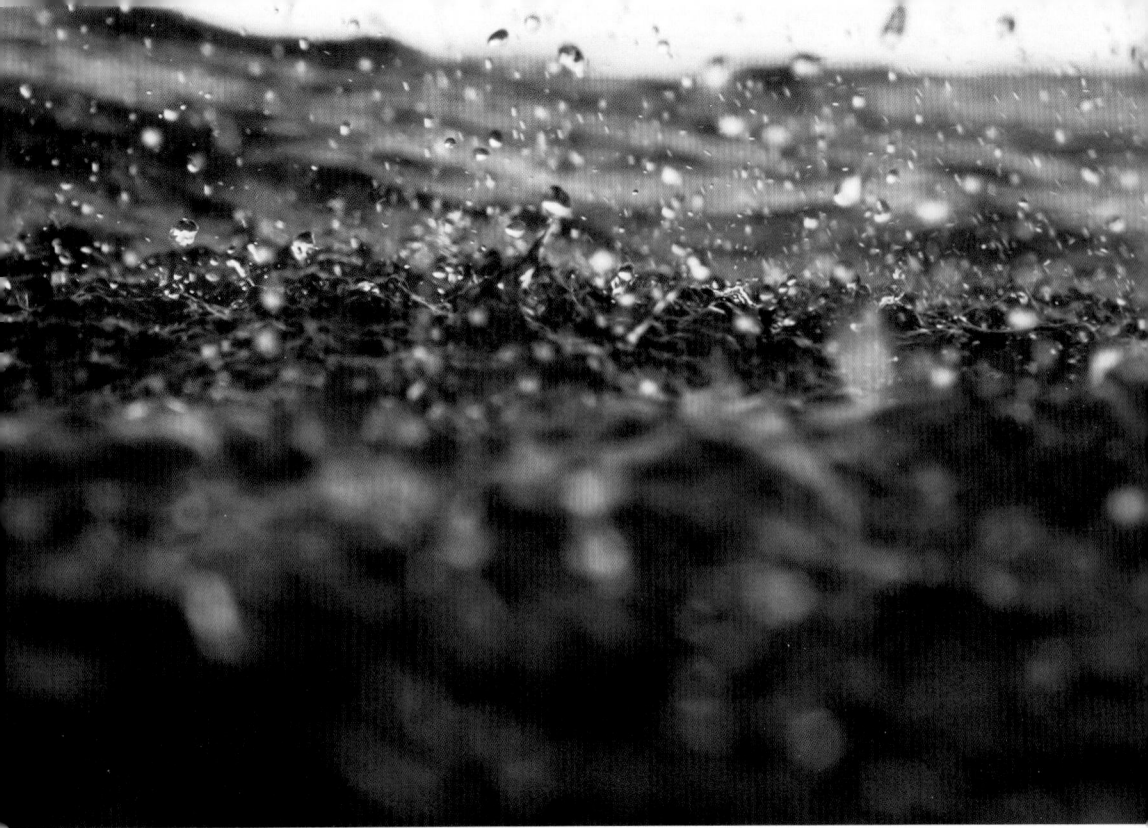

Astragalus membranaceus zählt zu den biologisch aktiven Pflanzenstoffen und verfügt über eine immunstimulierende Wirkung, für welche spezifische Polysaccharidfraktionen verantwortlich sind, die sowohl Fresszellen als auch andere Immunzellen aktivieren können.[18]

Der ebenfalls biologisch aktive Pflanzenstoff **Ashwangandha** (*Withania somnifera*) hat als stark stressreduzierender Pflanzenstoff seinen festen Bestandteil in der ayurvedischen Medizin, aktiviert die antioxidativen Schutzsysteme und nimmt so Einfluss auf das Immunsystem.[19], [20]

Aus den immunstärkenden Pflanzenextrakten sticht vor allem **Astaxanthin** hervor, das zu den stärksten Antioxidantien überhaupt zählt und damit auch 6000-mal stärker als Vitamin C wirkt. Eine achtwöchige Studie hat in diesem Zusammenhang ergeben, dass die Gabe von 8 mg Astaxanthin die Zahl und Aktivität vieler weißer Blutkörperchen (Leukozyten, natürliche Killerzellen, Interferon-γ und Interleukin-6) erhöht.[21], [22]

Eine ausreichende Versorgung des Körpers mit **Eisen** ist für zahlreiche Körperfunktionen wichtig, darunter die Erhaltung der normalen Funktion des Immunsystems. Sowohl ein Eisenmangel als auch ein Eisenüberschuss kann die Funktionen des angeborenen und adaptiven Immunsystems beeinflussen. Eisen kann auch direkte Auswirkungen auf das Wachstum von mikrobiellen Krankheitserregern haben, denn eine wichtige Komponente der angeborenen antimikrobiellen Abwehr beruht darauf, den Krankheitserregern diesen Nährstoff zu entziehen. Veränderungen des Eisenstatus können die Immunantwort daher beeinflussen, insbesondere im Zusammenhang mit Infektionen.[23]

3 | Lifestyleempfehlungen

Bei einem geschwächten Immunsystem zeigen bestimmte in zahlreichen Studien untersuchte Lifestyleempfehlungen Effekte.

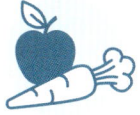

Abwechslungsreiche und saisonale Nahrungsmittel in Form von frischem, vitalstoffreichem **Obst und Gemüse aus der Region versorgen unseren Körper nicht nur mit wertvollen Vitaminen und Mineralstoffen,** sondern sind auch für die Funktion unseres Immunsystems wichtig. Die in vielen Nahrungsmitteln enthaltenen Nährstoffe wie Vitamin C, Zink und Selen stellen wichtige Komponenten der Unterstützung unserer Immunabwehr dar. Achten Sie daher auf einen abwechslungsreichen und vor allem bunten Speiseplan – Ihr Immunsystem wird es Ihnen danken.[24]

Alkohol wirkt sich auf viele Bereiche des Körpers nachteilig aus und kann auch einen negativen Einfluss auf unser Immunsystem haben. **Der Konsum von Alkohol stört die Immunfunktion,** macht anfälliger für Infektionen und fördert Entzündungen. Männer sollten weniger als 20 g, Frauen weniger als 10 g Alkohol pro Tag trinken. Gemessen in Standardgläsern entsprechen 10–12 g Alkohol etwa 0,3 l Bier, ⅛ l Wein, 0,1 l Sekt oder 4 cl Schnaps.[25]

Bewegung ist wesentlich für unsere Gesundheit und unterstützt auch unser Immunsystem auf besondere Weise. In den letzten vier Jahrzehnten wurde in vielen Studien untersucht, wie sich Bewegung auf das Immunsystem auswirkt. Es herrscht weitgehend Einigkeit darüber, dass regelmäßiges Training wie Gehen, Laufen oder Radfahren mittlerer Intensität für die Immunfunktion vorteilhaft ist, dem Körper beim Umgang mit Krankheitserregern hilft und somit das Risiko für Infektionen vermindern kann. Gleichzeitig steigert regelmäßige Bewegung auch Ihr persönliches Wohlbefinden – Grund genug, um heute noch aktiv zu werden.[26]

Rauchen belastet unseren Körper, weswegen die Rauchentwöhnung eine der wirksamsten Lifestylemaßnahmen zur Unterstützung unseres Immunsystems darstellt. Obwohl der genaue Mechanismus des Rauchens mit all seinen schädlichen Komponenten nach wie vor Bestandteil der Immunforschung ist, wird davon ausgegangen, **dass sich Zigarettenrauch sowohl auf das angeborene als auch das erworbene Immunsystem negativ auswirkt.**[27]

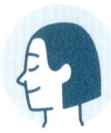

Unser Immunsystem kann durch verschiedene Faktoren negativ beeinflusst werden, besonders durch chronischen Stress. **Vieles deutet darauf hin, dass psychischer Stress und Angst unser Immunsystem ganz schön durcheinanderbringen können.** Sorgen Sie für Entspannung und gönnen Sie sich Ihre tägliche Portion Ruhe. Durch die enge Verbindung von Gehirn und Darm, dem Sitz des Immunsystems, reagiert der Darm besonders stark auf Stress, Anspannung und Sorgen.
Wie wäre es mit einer täglichen Meditation oder Yoga? Damit tun Sie nicht nur Ihrem Geist etwas Gutes, sondern unterstützen damit gleichzeitig Ihr Immunsystem. Zu den wichtigsten Empfehlungen zählt aber: Achten Sie auf ausreichend Schlaf.[28]

4 | Fragen an die Expertin

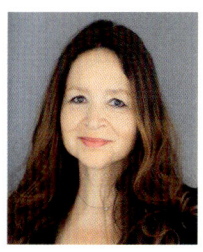

Mag. Diana Maria Apflauer
Ernährungswissen-schaftlerin, Mitglied des MIRACON-Science-Wissen-schaftsteams

Welche Laboruntersuchungen gibt es?

Wie bereits oben erwähnt, spielen Mikronährstoffe wie Vitamin C, D, Zink und Selen eine wesentliche Rolle bei der Unterstützung unseres Immunsystems. Aus diesem Grund ist es sinnvoll, regelmäßig zu überprüfen, ob unserem Körper alle notwendigen Mikronährstoffe zur Immunabwehr zur Verfügung stehen. Dazu eignen sich Vollblutanalysen im Labor, sogenannte Mikronährstoffprofile. Fehlende Mikronährstoffe können durch gezielte Supplementierung einfach und nachhaltig ergänzt werden. Darüber hinaus stellen auch das Immunmonitoring unterschiedlicher Parameter (z. B. Phagozytenfunktion, NK-Zellfunktion) und die Entzündungsdiagnostik im Leistungsspektrum eine Möglichkeit dar, Störungen des Immunsystems aufzuzeigen.

Welche Lebensmittel können das Immunsystem stärken?

Unsere Ernährungsweise spielt eine wichtige Rolle für unser Wohlbefinden und auch für ein gut funktionierendes Immunsystem braucht der Körper spezifische Nährstoffe und Vitamine. Dabei sollte vor allem darauf geachtet werden, dass die Ernährung ausgewogen ist und einen hohen Anteil an frischem Obst und Gemüse enthält. So weisen Lebensmittel wie Brokkoli, Karotten, Tomaten, Zitrusfrüchte, Knoblauch, Spinat, Kohl, Beeren und Nüsse einen hohen Anteil an Vitamin A, B_6, B_{12}, C, E, Spurenelementen wie Zink, Selen, Eisen, Magnesium, Calcium und Kupfer sowie an sekundären Pflanzenstoffen auf, die unser Immunsystem nachhaltig stärken können.

Welche Rolle spielt der Darm bei der Immunabwehr?

Welche Leistungen unser Immunsystem täglich vollbringt, ist uns oft nicht bewusst. Neben der Abwehr von Viren, Bakterien und Fremdstoffen erfüllt es weitere wichtige Aufgaben wie die Regulierung der körpereigenen Bakterienflora. Speziell im Darm spielen die Bakterien der Darmflora und Ballaststoffe eine wichtige Rolle, denn eine gesunde Darmflora bedeutet ein gutes Immunsystem. 70 % aller Immunzellen befinden sich im Dünn- und Dickdarm und auch 80 % der Abwehrreaktionen finden hier statt. Grund genug, den Lifestyle anzupassen und damit nicht nur dem Darm, sondern auch dem restlichen Körper mitsamt dem Immunsystem unter die Arme greifen.

Welche allgemein bekannten Empfehlungen zur Stärkung des Immunsystems sind noch interessant?

Saunieren zeigt in Studien eine positive Wirkung auf das Immunsystem. Schwitzen wirkt sich auf das Lymphsystem aus, erhöht die Blutzirkulation und stärkt das Immunsystem. Zwei Saunabesuche pro Woche reduzieren das Risiko für Lungeninfektionen signifikant.[29] Moderate Kälte stärkt das Immunsystem ebenso: Hin und wieder kühl duschen, Spaziergänge an kühlen Tagen und eine Schlafzimmertemperatur von 16–19 Grad Celsius fördern nicht nur einen erholsamen Schlaf, sondern regen auch das Immunsystem an. Wichtig ist hierbei: Man soll nicht frieren oder sich unwohl fühlen.[30]

Der Aufenthalt im Wald hat einen starken Einfluss auf das menschliche Immunsystem. Genauso wie Menschen und Tiere kommunizieren auch Pflanzen untereinander. Aber anders als Tiere und Menschen verwenden sie dazu keine Laute, sondern vor allem chemische Botenstoffe in Form von Duftstoffen – die sogenannten Terpene. Sie sind auch Teil der ätherischen Pflanzenöle (z. B. Alpha-Pinen, Beta-Pinen, D-Limonen).Terpene sind wahrscheinlich für die immunsteigernde Wirkung der Waldluft auf uns Menschen verantwortlich. Ein Waldspaziergang im Frühling, wenn es noch kühler ist, hat somit einen sehr positiven Einfluss auf das Immunsystem.

Aus der Psychoneuroimmunologie wissen wir, dass auch soziale Beziehungen, Gefühle und Gedanken Einfluss auf das Immunsystem haben und somit eine bewusste Hygiene unserer emotionalen Welt von großer Bedeutung ist.

5 | Zusammenfassung

Immunsystem (Empfehlungen pro Tagesdosis)

 Immunklassiker

Vitamin C: 1000–2000 mg

Vitamin D: 2000 I.E. (50 µg)

Zink: 30 mg

Selen: 100–300 µg

 Immunhelfer

Medizinalpilze (auch als Vitalpilze bekannt)	Beta-Glucan: 100–600 mg Reishi: 1200 mg Shiitake: 1200 mg Coriolus: 500–1500 mg Hericium: 1200 mg Cordyceps: 1200 mg
Biologisch aktive Pflanzenstoffe	Astragalus: 800–1000 mg Ashwagandha: 500 mg
Immunstärkende Pflanzenextrakte	Astaxanthin: 4–8 mg

Lifestyleempfehlungen

Tägliche Portion Ruhe gönnen

Ausgewogen ernähren

Alkoholkonsum reduzieren

Viel bewegen

Nikotinkonsum einschränken

6 | Referenzen

(1)   Vighi, G. et al. 2008. Allergy and the gastrointestinal system. *Clin Exp Immunol.* 153(Suppl 1):3–6.

(2)   Heimer, K. A. et al. 2009. Examining the evidence for the use of vitamin C in the prophylaxis and treatment of the common cold. *J AM Acad Nurse Pract.* 21(5):295–300.

(3)   Gröber, U. 2008. Orthomolekulare Medizin: Ein Leitfaden für Apotheker und Ärzte, 3. unveränderte Auflage. *WVG Wissenschaftliche Verlagsgesellschaft Stuttgart.*

(4)   Ginde, A. A. et al. 2009. Association between serum 25-hydroxyvitamin D level and upper respiratory tract infection in the Third Natonal Health Nutrition Examination Survey. *Arch Intern Med.* 169(4):384–390.

(5)   Bergman, P. et al. 2013. Vitamin D and respiratory tract infections: a systematic review and meta-analysis of randomized controlled trials. *PloS One.* 8(6):e65835.

(6)   Martineau, A. et al. 2017. Vitamin D supplementation to prevent acute respiratory tract infections: systematic review and meta-analysis of individual particpant data. *BMJ.* 356:i6583.

(7)   Urashima, M. et al. 2010. Randomized trial of vitamin D supplementation to prevent seasonal influenza A in schoolchildren. *Am J Clin Nutr.* 91(5):1255–1260.

(8)   Prasad, A. S. et al. 2000. Duration of symptoms and plasma cytokine levels in patients with common cold treated with zinc acetate. *Ann Intern Med.* 133(4):302–303.

(9)   Haase, H., Rink, L. 2009. The immune system and the impact of zinc during aging. *Immun Ageing.* 6:9.

(10)   Schwarz, K. B. 1996. Oxidative stress during viral infection: a review. *Free Radic Biol Med.* 21(5):641–649.

(11)   Guillin, O. M. et al. 2019. Selenium, Selenoproteins and Viral Infection. *Nutrients.* 11(9):2101.

(12)   Moya, M. et al. 2013. Potentially-toxic and essential elements profile of AH1N1 patientes in Mexico City. *Scientific Reports.* 3:1284.

(13)   Henao, S. L. D. et al. 2018. Randomized Clinical Trial for the Evaluation of Immune Modulation by Yoghurt Enriched with ß-Glucans from Lingzhior Reishi Medicinal Mushroom, Ganoderma lucidum (Agaricomycetes), in Children from Medellin, Colombia. *Int J Med Mushrooms.* 20(8):705–716.

(14)   Shin, S. et al. 2019. The Effects of AHCC, a Standardized Extract of Cultured Lentinura edodes (kursiv) Mycelia, on Natural Killer and T Cells in Health and Disease: Reviews on Human and Animal Studies. *J Immunol Res.* 2019:3758576.

(15)   PDQ Integrative, Alternative, and Complementary Therapies Editorial Board. Medicinal Mushrooms (PDQ®): Health Professional Version. 2019 Oct 25. In: PDQ Cancer Information Summaries.

(16)   Diling, C. et al. 2017. Extracts from *Hericium erinaceus* relieve inflammatory bowel disease by regulation immunitiy and gut microbiota. *Oncotarget.* 8(49):85838–85857.

(17)   Koh, J-H. et al. 2002. Activation of macrophages and the intestinal immune system by an orally administered decoction from cultured mycelia of Cordyceps sinensis. *Biosci Biotechnol Biochem.* 66(2):407–411.

(18)   Shao, B. M. et al. 2004. A study on the immune receptors for polysaccharides from the roots of Astragalus membranaceus, a Chinese medicinal herb. *Biochem Biophys Res Commun.* 320(4):1103–1111.

(19)   Bharti, V. K. et al. 2016. Ashwagandha: Multiple Health Benefits. In: Nutraceuticals–
         Efficacy, Safety and Toxicity. Kapitel 52, S. 717–733. Elsevier-Verlag. 1. Auflage.

(20)   Chandran, U., Patwardhan, B. 2016. Network ethnopharmacological evaluation of the
         immunomodulartory activity of Withania somnifera. *J Ethnopharmacol.* 197:250–256.

(21)   Ambati, R. R. et al. 2014. Astaxanthin: sources, extraction, stability, biological activities
         and its commercial applications–a review. *Mar Drugs* 12(1):128–152.

(22)   Park, J. S. et al. 2010. Astaxanthin decrease doxidative stress and inflammation and
         enhanced immune response in humans. NutrMetab (Lond). 7:18.

(23)   Cherayil, B. J. 2010. Iron and Immunity: Immunological Consequences of Iron Deficiency
         and Overload. *Arch Immunol Ther Exp (Warsz).* 58(6):407–415.

(24)   Childs, C. E. et al. 2019. Diet and Immune Function. *Nutrients.* 11(8):1933.

(25)   Sarkar, D. et al. 2015. Alcohol and the Immune System. *Alcohol Res.* 37(2):153–155.

(26)   Nieman, D. C., Wentz, L. M. 2019. The compelling link between physical activity and the
         body's defense system. *J Sport Health Sci.* 8(3):201–217.

(27)   Qiu, F. et al. 2017. Impacts of cigarette smoking on immune responsiveness: Up and
         down or upside down? *Oncotarget.* 8(1):268–284.

(28)   Morey, J. N. et al. 2015. Current Directions in Stress and Human Immune Function. *Curr
         Opin Psychol.* 5:13–17.

(29)   Kunutsor, S. K. et al. 2017. Sauna bathing reduces the risk of respiratory diseases: a
         long-term prospective cohort study. *Eur J Epidemiol.* 32(12):1107–1111.

(30)   Castellani, J. W. et al. 2002. Cold exposure: human immune responses and intracellular
         cytokine expression. *Med Sci Sports Exerc.* 34(12):2013–2020.

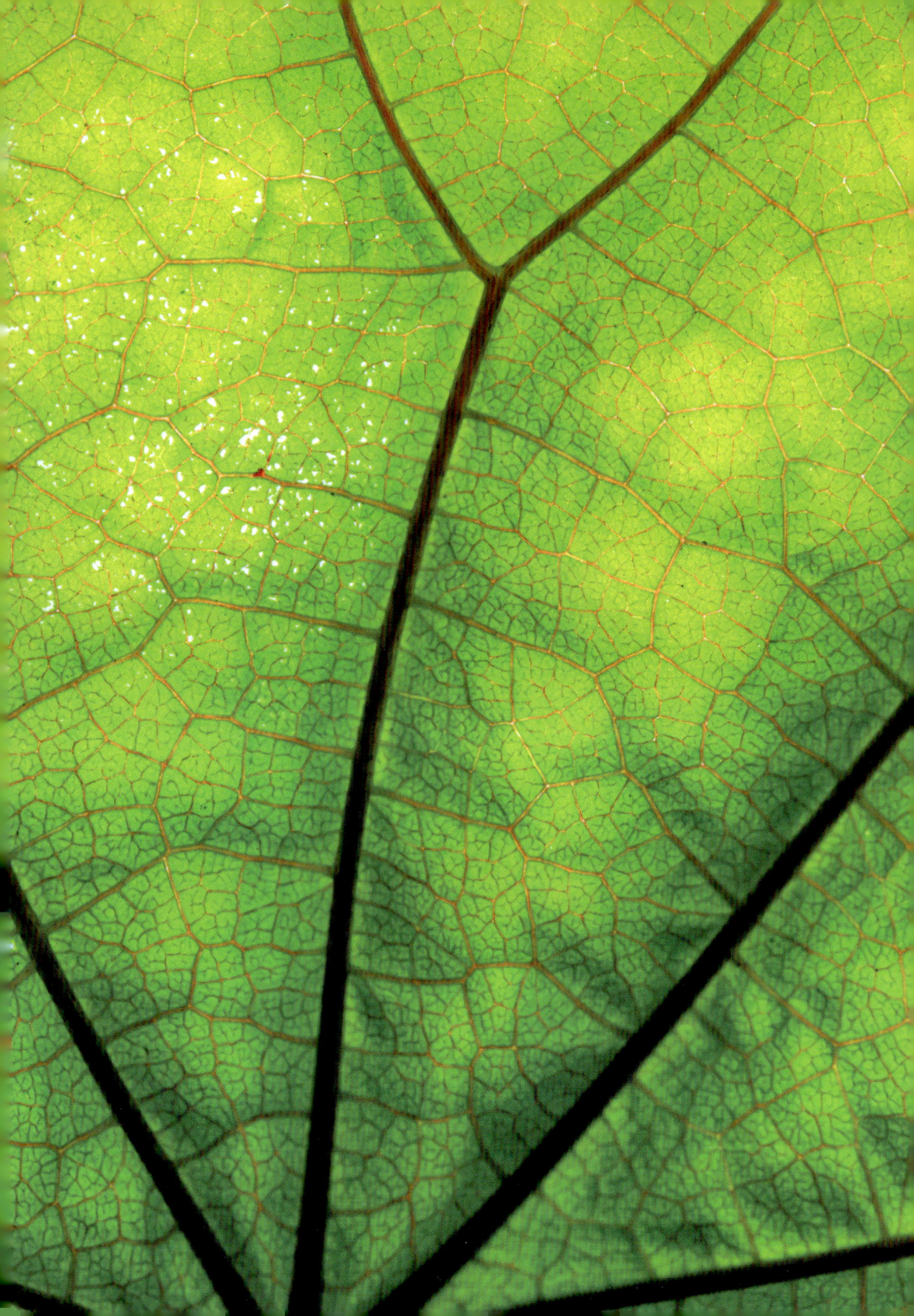

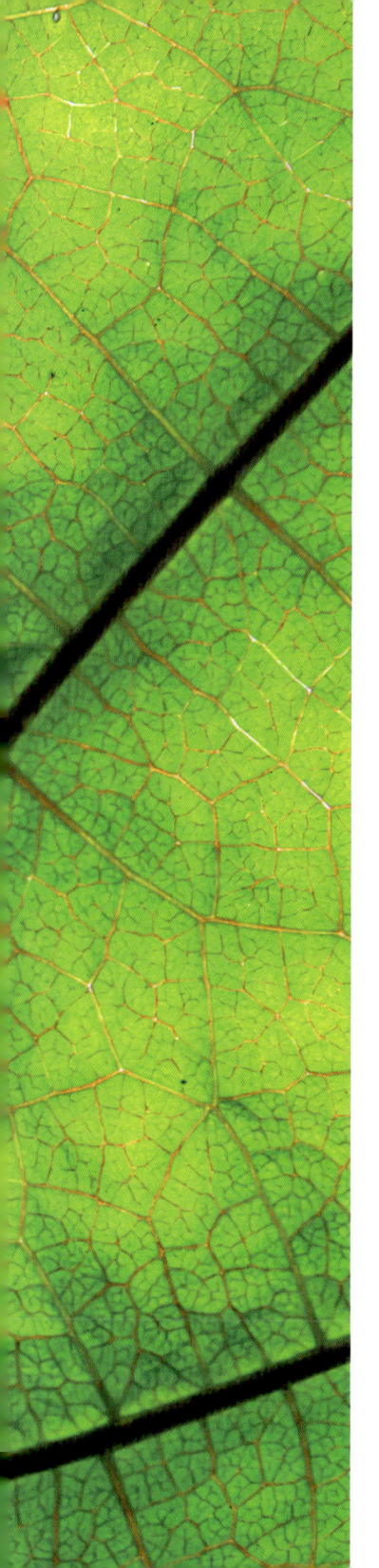

Knochen & Gelenke

1 | Faszination Knochen und Gelenke

Tanzen, springen, Purzelbaum schlagen – das perfekte Zusammenspiel unseres Bewegungsapparates macht es möglich. Ein stabiles Gerüst ist dafür besonders wichtig. Um das zu gewährleisten zeigt die Natur hohe Ingeneurskunst. Die Knochen bieten durch ihren besonderen Aufbau eine hohe Stabilität und Widerstandsfähigkeit bei trotzdem niedrigem Gewicht. Die Röhrenform der Arm- und Beinknochen ist weniger bruch- oder knickanfällig als eine flache oder eckige Form. Die Knochen sind aber nicht massiv, vielmehr ähnelt ihr Inneres einem Schwamm. Verästelungen und Säulen erwirken eine hohe Stabilität und die Hohlräume ein niedriges Gewicht. Bei einer Osteoporose wird der Knochen allerdings übermäßig porös und verliert an Dichte zulasten der Stabilität. Es gibt mehrere Gründe für diesen Vorgang, aber es gibt auch mehrere Möglichkeiten, diesem Vorgang entgegenzuwirken.

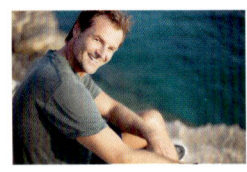

"Mit zunehmendem Alter verspüre ich Schmerzen und ein Knirschen in meinen Knien, der Hüfte und den Fingern. Meine Knochen und Gelenke brauchen Unterstützung, um optimal funktionieren zu können."

Eine weitere tragende Rolle bei unserer Bewegungsfreiheit spielen unsere Gelenke – ohne diese würde sich bei uns nicht viel tun. Als Verbindungsstücke zwischen zwei oder mehreren Knochen sorgen Gelenke für Stabilität und Beweglichkeit zugleich. Damit alles wie geschmiert läuft, werden die aufeinandertreffenden Gelenkflächen von einer dünnen, schützenden Knorpelschicht überzogen. Diese Schicht wirkt wie ein natürlicher Puffer, der verhindert, dass die Knochen aneinanderreiben. Zwischen den Gelenkflächen sorgt zudem die Gelenkflüssigkeit (Synovia bzw. oder Gelenkschmiere) für müheloses Gleiten, zusätzliche Stoßdämpfung sowie die Ernährung des Knorpels. Sich reibungslos zu bewegen, ist leider nicht jedem ein Leben lang bestimmt. Das Alter, Hormone, Fehl- und Überbelastungen (z. B. durch Übergewicht), Verletzungen, Bewegungsmangel und ungesunde Ernährung setzen unseren Gelenken zu. Wenn es dann ab einem gewissen Alter in den Gelenken zu schmerzen beginnt, sind nicht selten Arthrose (Gelenkverschleiß) oder Arthritis (Gelenkentzündung) im Spiel.

Doch wie kann man diesen Knochen- und Gelenkveränderungen gegensteuern? Knochen und Gelenke brauchen hierfür zweierlei: eine gute Nährstoffversorgung sowie regelmäßige Bewegung. Eine knochen- und gelenkfreundliche Ernährung ist überwiegend pflanzlich und wird von Omega-3-reichen Nüssen, Ölen und Fischen abgerundet. Zusätzlich können ausgewählte Mikronährstoffe unsere Knochen unterstützen und spezielle Knorpelbausteine für die Gelenke liefern, die das Knorpelgewebe nähren und die Regeneration des beanspruchten Knorpels auf lange Sicht unterstützen können. Neben der richtigen Ernährung ist auch gelenkschonende Bewegung für die Nährstoffversorgung des Knochen- und Knorpelgewebes unabdingbar. Der Stoffwechsel der Knochen wird durch die Erschütterungen beim Gehen bzw. Laufen und den Spannungen der Muskeln angeregt. Da die Gelenkknorpel nicht an den Blutkreislauf angeschlossen sind, dringen die Nährstoffe ausschließlich über die Synovia bis zu den Knorpeln vor. Und um die Synovia über die Knorpel zu verteilen, benötigen die Gelenke Bewegung. Zu Recht gilt also: „Wer rastet, der rostet."

2 | Schlüsselnährstoffe

 Knochen- und Gelenkklassiker

Glukosaminsulfat, **Chondroitinsulfat** und **Hyaluronsäure** sind die Klassiker in der nutritiv begleitenden Arthrosetherapie. Durch ihr Wasserbindungsvermögen sorgen diese Gelenkbausteine für Elastizität und Geschmeidigkeit des Knorpels, für optimale Viskosität der Synovialflüssigkeit und für eine bessere Pufferfunktion, wodurch Schmerzen reduziert werden. Als natürliche Gelenkbausteine dienen sie der Bildung der Synovialflüssigkeit. Die Synovialflüssigkeit ist gewissermaßen das „Schmieröl", das eine Reibung im Gelenk verhindert. Zudem dienen diese Stoffe als Grundbausteine für Zellen, die regelmäßig neu im Gelenk gebildet werden müssen.[1]–[3]

Natives Kollagen (Typ II) ist ein wesentlicher Bestandteil von Knorpelgewebe. Nur natives Kollagen des Typs II besitzt die spezielle Tripelhelix, die als Struktur für reißfeste Kollagenfasern notwendig ist. Zudem stabilisiert natives Kollagen (Typ II) Sehnen und Bindegewebe. Darüber hinaus spielt auch Vitamin C eine bedeutende Rolle bei der Synthese von Kollagen.[4]

Mangan ist an der Synthese von Proteoglykanen der Knorpel und des Bindegewebes beteiligt. Proteoglykane dienen als Gleitmittel und Füllmaterial innerhalb der Gelenkstrukturen. Darüber hinaus kann Mangan als antioxidative Komponente das Entzündungsgeschehen positiv beeinflussen.[7]

Calcium, Phosphor, Bor, Magnesium, Vitamin D und **Vitamin K** sind zentrale Mikronährstoffe des Knochenstoffwechsels. **Vitamin D₃** ist hier ein unentbehrlicher Co-Faktor, da es eine wichtige Rolle bei der Aufnahme und Verwertung von **Calcium und Phosphor** spielt. Das Spurenelement **Bor** ist an der Regulation des Hormon-, Knochen- und Mineralstoffwechsels beteiligt. **Silicium aus Bambus-Extrakt** ist ein wichtiger Faktor im Knochenstoffwechsel. Jüngste Studien zeigen, dass Silizium beim Erhalt der Knochendichte eine Rolle spielt. Vermutet wird eine Beteiligung von Silizium an der Knochenbildung während der Synthese und Stabilisation von Kollagen.[5], [6]

Knochen- und Gelenkhelfer

Bei Patienten mit Osteoarthritis und Osteoporose zeigt sich erhöhter oxidativer Stress. Reaktive Sauerstoffspezies (ROS), welche infolge des abnormalen Knochenzellmetabolismus entstehen, führen zu erhöhtem oxidativen Stress. Das gesteigerte Auftreten von ROS kann die Zerstörung der Gewebstrukturen beschleunigen und Entzündungen fördern. Die Zufuhr von Antioxidantien sowie den Spurenelementen **Kupfer, Selen** und **Zink** und antioxidativ wirksamen **Enzymen** kann weitere oxidative Schäden reduzieren sowie positiv auf das Entzündungsgeschehen wirken.[8]

Proteolytische Enzyme beschleunigen den Ablauf des Entzündungsgeschehens, indem sie abgestorbene Gewebereste entsorgen, und wirken schmerzlindernd. Vor allem in der Akuttherapie gelten bestimmte positive Wirkungen als wissenschaftlich gesichert. Auch Schwellungen nach operativen

Eingriffen können durch Enzymgaben signifikant schneller reduziert werden, wodurch sich auch das Schmerzgeschehen spürbar verringern lässt.[9]–[11]

S-Adenosylmethionin (kurz: SAM, engl. SAMe) zeigt in Studien vielversprechende schmerzlindernde und entzündungshemmende Wirkungen bei Osteoarthritis, die mit jenen von Schmerzmitteln (NSAR) vergleichbar ist. **Weihrauch**extrakt *(Boswellia serrata)* enthält Boswelliasäuren, Triterpensäuren und Terpenalkohole und eignet sich besonders zur Behandlung akuter und chronischer Schmerzen, die durch entzündliche Vorgänge in Gelenken, Muskeln und der Wirbelsäule ausgelöst werden.[12], [13]

Methylsulfonylmethan (MSM) eignet sich zum therapeutischen Einsatz vor allem bei Schmerzen, die im Zusammenhang mit Arthrose, Arthritis oder Sportverletzungen stehen. Als Wirkungsmechanismus gilt die Hemmung der Cyclooxygenase (COX). Zudem soll es die Regenerationszeit übertrainierter Muskelpartien verkürzen und Verletzungen schneller ausheilen lassen.[14]

Langkettige, **mehrfach ungesättigte Omega-3-Fettsäuren** wie Eicosapentaensäure (EPA), Docosahexaensäure (DHA) und Alpha-Linolensäure (ALA), die mitunter reichlich in öligen Fischen oder pflanzlichen Gesundheitsölen wie Leinöl vorkommen, bilden Ausgangsstoffe für entzündungshemmende Botenstoffe und helfen dadurch, das Entzündungsgeschehen in den Gelenken zu normalisieren.[19]

3 | Lifestyleempfehlungen

Bei Beschwerden der Knochen und Gelenke zeigen bestimmte Lifestyleempfehlungen besonders positive Effekte, die in einer Vielzahl von Studien untersucht und dargelegt wurden.

Unsere Knochen und Gelenke sind nicht für starkes Übergewicht ausgerichtet, weswegen eine dauerhafte Überbelastung zu einer schnelleren Abnutzung der Gelenkoberflächen führen kann. Dabei sind vor allem die Hüft- und Kniegelenke vom höheren Gelenkverschleiß betroffen, da sie das meiste Körpergewicht tragen müssen. Bei der Arthrose handelt es sich nicht nur um die weltweit häufigste Gelenkerkrankung, sie zählt auch zu den Begleiterkrankungen von Adipositas (BMI: >30). Das Risiko, an einer Kniearthrose zu erkranken, ist bei 5 kg Übergewicht bereits doppelt so hoch.

Da es sich bei der Arthrose um die Zerstörung der Gelenke mit Entzündungsfolge handelt, sind nicht nur Maßnahmen wichtig, die auf den Aufbau des Gelenks abzielen, sondern auch jene, die zu einer Verringerung des Entzündungsgeschehens beitragen können. Auch bei der Arthritis steht die Entzündungshemmung in den Gelenken aus therapeutischer Sicht im Vordergrund. **In zahlreichen Studien wurde die positive Wirkung von Omega-3-Fettsäuren nachgewiesen,** die bei Betroffenen die Anzahl empfindlicher und geschwollener Gelenke sowie die morgendliche Steifheit reduzieren konnten.[15]

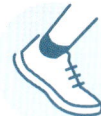

Viele Osteoporose-, Arthrose- und Arthritis-Betroffene sehen aus Schmerzgründen von sportlicher Betätigung ab und bewegen sich dadurch zu wenig. **Doch zur Erhaltung der Gelenkgesundheit ist Sport besonders wichtig,** denn zu wenig Bewegung kann die Muskelmasse verringern und die Sehnen verkürzen. Zusätzlich beeinflussen untrainierte Muskeln die Stabilität der Knochen und Gelenke, was Knochen und Gelenke zusätzlich belastet. Am effizientesten sind Sportarten mit fließenden Bewegungen ohne übermäßigen Kraftaufwand, wie Schwimmen, Yoga und Nordic Walking, aber auch Physio- und Ergotherapie sind sinnvolle Ergänzungen.

Rauchen fördert nicht nur Entzündungsprozesse, sondern wird auch mit Arthrose, Arthritis und Osteoporose in Zusammenhang gebracht. Demnach schädigt nicht nur Tabak die Knochen und das Knorpelgewebe, die in Zigaretten enthaltenen Substanzen fördern zusätzlich die Bildung entzündungsfördernder Antikörper, was die Bildung von Arthrose wiederum begünstigt. Aus Studien geht ebenfalls hervor, dass Rauchen, vor allem langjähriges, das Risiko erhöht, an einer Arthritis zu erkranken. Tabakkonsum kann auch den Verlauf der Erkrankung verschlimmern. Studien belegen, dass Arthritis-Betroffene, welche rauchen, unter stärkeren Schmerzen leiden, häufiger Schübe erleiden und eine stärkere Gelenkzerstörung aufweisen als Betroffene, die nicht rauchen.[16], [17]

4 | Fragen an den Experten

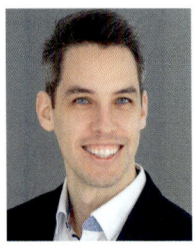

Georg Hofstätter, MSc
Ernährungswissenschaftler
und Mitglied des MIRACON-
Science-Wissenschafts-
teams

Welche Rolle spielen Fettsäuren beim Entzündungsgeschehen?

Durch das chronische Entzündungsgeschehen, welches bei einer Arthritis besteht, spielen entzündliche Botenstoffe wie Cytokine (z. B. Interleukine, TNF) und Eicosanoide (z. B.. Prostaglandine und Leukotriene) eine tragende Rolle. Der Stoffwechsel der Eicosanoide und die damit verbundene Wirkung auf die Immunreaktion gehören zu jenen Mechanismen, welche durch die Ernährung beeinflusst werden können, und zwar durch die anteilsmäßige Zufuhr der Omega-6-Fettsäure Arachidonsäure (AA) und der langkettigen Omega-3-Fettsäuren Eicosapentaensäure (EPA) und Docosahexaensäure (DHA). Während die hauptsächlich im tierischen Fett enthaltene Omega-6-Fettsäure AA Ausgangssubstanz für entzündungsfördernde Botenstoffe ist, hemmen langkettige Omega-3-Fettsäuren den Stoffwechsel der AA und bilden zudem Ausgangsstoffe für entzündungshemmende Botenstoffe.[19] Omega 6 sowie Omega 3 sind wichtige Fettsäuren für den Körper, es kommt aber auf die Mengenverhältnisse an. Um den Körper bei einem geregelten Ablauf von Entzündungsgeschehen zu unterstützen, wäre ein Omega-6/Omega-3-Verhältnis von 5:1 ideal. In Industrieländern bewegen wir uns derzeit im Schnitt bei einem Verhältnis von 15 zu 1.

Ist die Fettsäureaufnahme von Mensch zu Mensch unterschiedlich?

Die Menschen haben unterschiedliche genetische Voraussetzungen. Heutzutage kennt man den Einfluss der Gene auf die Fettsäureaufnahme, wobei es sich konkreter um die Fettsäureverarbeitung handelt. Menschen, die aus einer Familie kommen, welche über Generationen vegetarisch gelebt hat, weisen hier starke Unterschiede zu Menschen mit Mischkost auf, da der Körper gelernt hat, mit der geringen Zufuhr von Omega-6-Fettsäuren umzugehen. Diese Menschen benötigen weniger Omega-6-Fettsäuren und müssen sogar bedenken, dass sie durch eine plötzliche Umstellung auf fleischreiche Ernährung eher mit gesundheitlichen Problemen zu rechnen haben.[20] Aufgrund der möglichen unterschiedlichen Voraussetzungen kann man besonders während der Schwangerschaft durch die direkte Einnahme von EPA und DHA für Versorgungssicherheit beim noch ungeborenen Kind sorgen, da man den genabhängigen Stoffwechselschritt so überspringt und eine ausreichende Omega-3-Fettsäurezufuhr sicherstellen kann.

Wie kann ich meinem Körper Omega-3-Fettsäuren zuführen?

Omega-6-Fettsäuren kommen hauptsächlich in tierischen Lebensmitteln vor und lassen sich in größeren Mengen vor allem in Fleisch, tierischen Fetten wie Butter und Innereien finden. Omega-3-Fettsäuren sind hingegen besonders reichlich in fettreichen Kaltwasserfischen wie Lachs, Thunfisch, Hering, Makrele und Sardine enthalten. Für Vegetarier, Veganer und Menschen mit Abneigung gegen Fisch stehen Omega-3-reiche Alternativen zur Verfügung, darunter insbesondere die Mikroalge *Schizochytrium sp.* oder auch Gesundheitsöle wie Lein-, Raps- und Leindotteröl.

Welche Sportarten fördern besonders die Gelenkgesundheit?

Es ist wichtig, unseren Körper regelmäßig zu bewegen und fit zu bleiben, auch bei Erkrankungen der Knochen und Gelenke wie Osteoporose, Arthrose und Arthritis. Genau genommen stellt Bewegung eine wichtige Säule der Therapie von Gelenkerkrankungen dar. Dabei stehen vor allem die sanften Bewegungen der Physio- und Ergotherapie sowie der Heilgymnastik im Vordergrund, aber auch gelenkschonende Sportarten wie Schwimmen und Nordic Walking stellen gute Möglichkeiten dar, um in Bewegung zu bleiben. Sie stärken nicht nur die Muskulatur, sondern fördern auch die Beweglichkeit der Gelenke und helfen in weiterer Folge dabei, Schmerzen zu reduzieren. In einer neuen Studie hat sich auch Yoga als hilfreich bei Arthritis erwiesen. Nach einer achtwöchigen Yogapraxis konnten Patienten den Schweregrad ihrer Arthritis signifikant abmildern.[21]

Ich habe gehört, Koffein ist schlecht bei Osteoporose? Oder Arthrose?

Für viele Jahre war die Auswirkung von Kaffeekonsum auf die Knochendichte Gegenstand der wissenschaftlichen Diskussion. Mittlerweile geht die Wissenschaft bei einer normalen Zufuhr von keinem negativen Effekt auf die Knochendichte aus, da viele Studien den Zusammenhang widerlegten. Eine aktuelle Studie aus Australien zeigt, dass es erst bei exzessiven Kaffeekonsum, genauer gesagt einer Zufuhr von 800 mg in 6 Stunden (8–15 Espressi), zu einer stark erhöhten Kalziumausscheidung kommt. Eine erhöhte Kalziumausscheidung würde die Osteoporoseentwicklung begünstigen, jedoch ist bei einer normalen durchschnittlichen Kaffeezufuhr von 2–3 Espressi pro Tag keine erhöhte Osteoporoseneigung zu erwarten. [18]

Studien zeigen jedoch einen möglichen negativen Effekt von Koffein auf Arthrose; der genaue Mechanismus ist aber immer noch Gegenstand der Forschung.

5 | Zusammenfassung

Knochen & Gelenke (Empfehlungen pro Tagesdosis)

🛡 Knochen und Gelenke	
Knochen	**Gelenke**
Calcium: 250–500 mg	**Glukosaminsulfat:** 100–1500 mg
Phosphor: 300–500 mg	**Chondroitinsulfat:** 800–1000 mg
Magnesium: 300–400 mg	**Hyaluronsäure:** 50–100 mg
Vitamin K: 50–100 µg	**Natives Kollagen:** 3 mg
Bor: 3 mg	**Mangan:** 2–4 mg
Vitamin D: 2000 I.E. (50 µg)	
Bambus (Silizium): 150 mg	

✊ Knochen- und Gelenkhelfer	
Antioxidative Wirkung	Kupfer: 1–2 mg Selen: 90–200 µg Zink: 30–50 mg
Entzündungshemmung	Omega-3-Fettsäuren: 1–2 g
Schmerzlinderung	Proteolytische Enzyme: je 300–1000 mg SAMe: 200–1500 mg Weihrauch: 1000–4000 mg MSM: 500–2500 mg

Lifestyleempfehlungen

Gewicht reduzieren   Hochwertige Öle verwenden   Viel bewegen

Nikotinkonsum einschränken

6 | Referenzen

(1)   Uitterlinden, E. et al. 2008. Glucosamine increases hyaluronic acid production in human osteoarthritic synovium explants. *BMC Musculoskelet Disord.* 9:120.

(2)   David-Raoudi, M. et al. 2009. Chondroitin sulfate increases hyaluronan production by human synoviocytes through differential regulation of hyaluronan synthases: Role of p38 and Akt. *Arthritis Rheum.* 60(3):760–770.

(3)   Bioibérica. 2005. Study of the difference between Hyal-Joint® and hyaluronic acid on synovial fluid. La Coruna.

(4)   Crowley, D. C. et al. 2009. Safety and efficacy of undenatured type II collagen in the treatment of osteoarthritis of the knee: a clinical trial. *Int J Med Sci.* 6(6):312–321.

(5)   Gröber, U. 2006. Osteoporose – Risikomanagement mit Vitalstoffen. *Zs f Orthomol Med* 1:6–12.

(6)   Hahn, A. et al. 2006. Ernährung. Physiologische Grundlagen, Prävention, Therapie.

(7)   Fernandez-Moreno, M. et al. 2011. Mitochondrial DNA (mtDNA) haplogroups and serum levels of anti-oxidant enzymes in patients with osteoarthritis. *BMC Musculoskelet Disord.* 12:264.

(8)   Gröber, U. 2002. Orthomolekulare Medizin. Ein Leitfaden für Apotheker und Ärzte.

(9)   Veremeenko, K. et al. 2000. The mechanisms of the curative action of systemic enzyme therapy. *Lik Sprava.* (2):3–11.

(10)   Berg, A. et al. 2005. Bromelain – Übersicht und Diskussion zur therapeutischen Anwendung und seiner Bedeutung in der Sportmedizin und Sporttraumatologie. *Deutsch Z Sportmed.* 56(1):12–19.

(11)   Ordesi, P. et al. 2014. Therapeutic efficacy of bromelain in impacted third molar surgery: a randomized controlled clinical study. *Quintessence Int.* 45(8):679–684.

(12)   Soeken, K. L. et al. 2002. Safety and efficacy of S-adenosylmethionine (SAMe) for osteoarthritis. *J Fam Pract.* 51(5):425–430.

(13)   Kimmatkar, N. et al. 2003. Efficacy and tolerability of Boswellia serrata extract in treatment of osteoarthritis of knee – a randomized double blind placebo controlled trial. *Phytomedicine.* 10(1):3–7.

(14)   Ebisuzaki, K. 2003. Aspirin and methylsulfonylmethan (MSM). A search for common mechanisms, with implications for cancer prevention. *Anticancer Res.* 23:453–458.

(15)   Rajaei, E. et al. 2016. The Effect of Omega-3 Fatty Acids in Patients With Active Rheumatoid Arthritis Receiving DMARDs Therapy: Double-Blind Randomized Controlled Trial. *Glob J Health Sci.* 8(7):18–25.

(16)   Al-Bashaireh, A. M. et al. 2018. The Effect of Tobacco Smoking on Bone Mass: An Overview of Pathophysiologic Mechanism. *J Osteoporos.* 2018:1206235.

(17)   Di Giuseppe, D. et al. 2014. Cigarette smoking and risk of rheumatoid arthritis: a dose-response meta-analysis. *Arthritis Res Ther.* 16(2):R61.

(18)   Reuter, S. E. et al. 2021. The effect of high-dose, short-term caffeine intake on the renal clearance of calcium, sodium and creatinine in healthy adults. *Br J Clin Pharmacol.* doi: 10.1111/bcp.14856.

(19)   Calder, P. C. 2006. N-3 polyunsaturated fatty acids, inflammation, and inflammatory diseases. *Am J Clin Nutr.* 83(6 Suppl):1505S–1519S.

(20)   Lankinen, M. et al.. 2018. Genes and Dietary Fatty Acids in Regulation of Fatty Acid Composition of Plasma and Erythrocyte Membranes. *Nutrients.* 10(11):1785.

(21)   Gautam, S. et al. 2019. Impact of yoga based mind-body intervention on systemic inflammatory markers and co-morbid depression in active Rheumatoid arthritis patients: A randomized controlled trial. *Restor Neurol Neurosci.* 37(14):159.

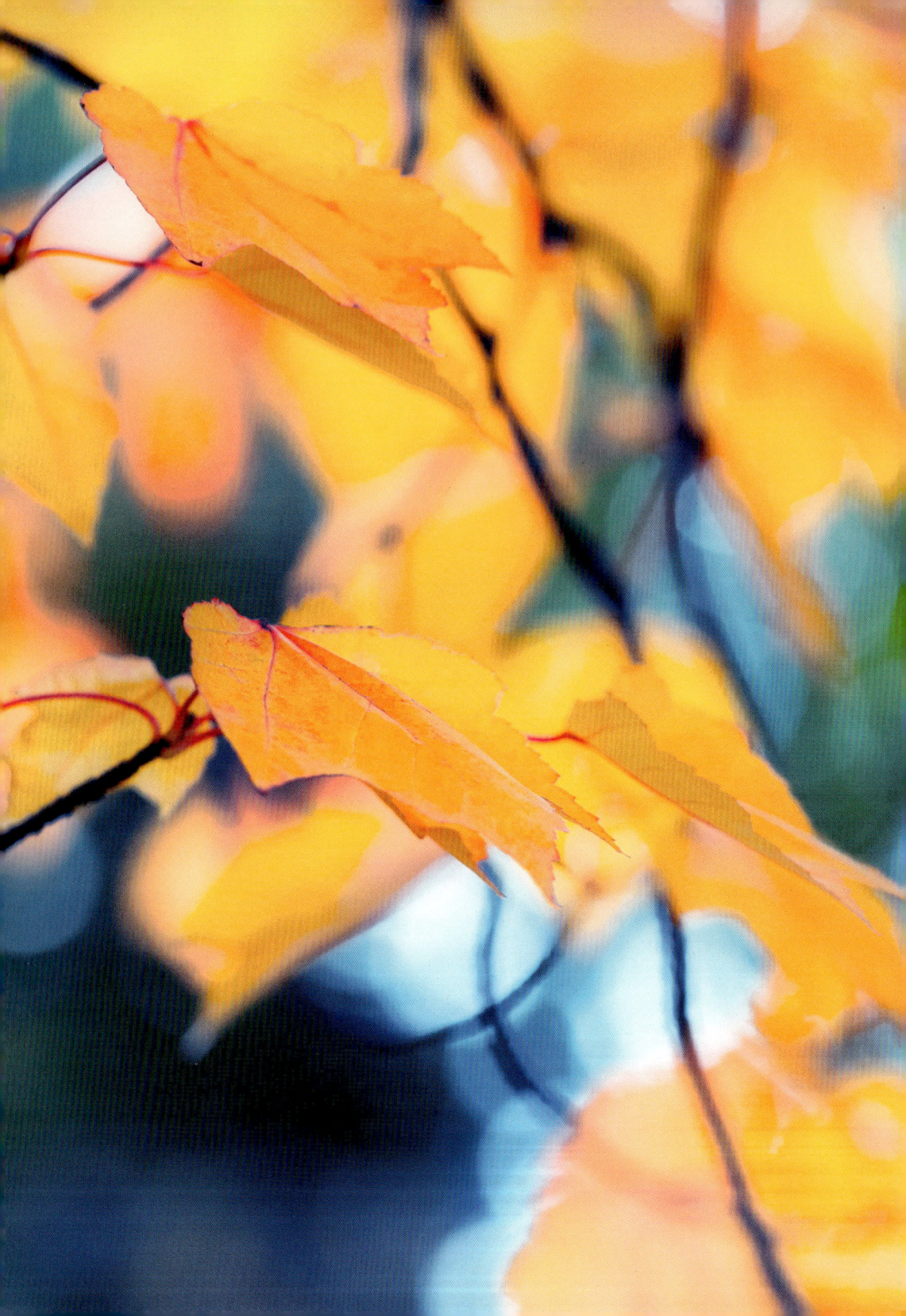

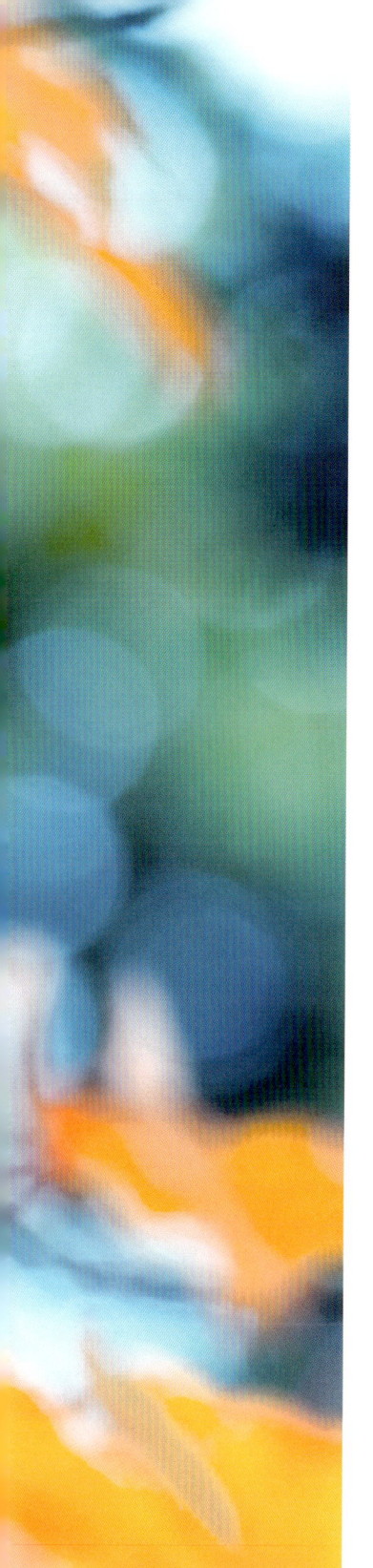

Müdigkeit & Erschöpfung (Eisenmangel)

1 | Eisenmangel – das bekannte Frauenleiden

Eisen – seine Blütezeit gehört längst vergangenen Tagen an. Vergleichbar mit dem aktuellen Vitamin-D-Trend war das Spurenelement in den 1970er- und 1980er-Jahren ebenso berechtigt in aller Munde. Dementsprechend wusste eine ganze Generation über die gesundheitliche Relevanz des essenziellen Nährstoffes Bescheid. Bei Müdigkeit, Leistungsminderung, Konzentrationsschwäche und Blässe wurde nicht gleich auf berufliche bzw. private Überlastung geschlossen, sondern auch ein möglicher Eisenmangel in Betracht gezogen. Im Laufe der Jahre wurde das Spurenelement jedoch „zum alten Eisen geworfen". Angesagtere Gesundheitsthemen und trendigere Ernährungshypes liefen ihm den Rang ab und drängten es immer mehr in den Hintergrund – die Berichterstattung rostete ein. Doch hat Eisen über die Jahre tatsächlich an Relevanz verloren? Und wen betrifft es?

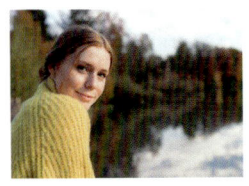

„Ich bin blass, komme leicht aus der Puste und leide unter Haarausfall und brüchigen Nägeln. Oftmals fühle ich mich auch müde, erschöpft und antriebslos. Ich spüre, dass es meinem Körper an wichtigem Eisen fehlt, um optimal funktionieren zu können."

Die Zahlen sprechen deutliche Worte. Weltweit leiden mehr als zwei Milliarden Menschen an Eisenmangel. Bei dieser Aussage sollte man sich nicht zu voreiligen Schlüssen hinreißen lassen, denn Eisen ist nicht ausschließlich ein Problemnährstoff der sogenannten Entwicklungsländer: Auch in Europa wird noch immer bei 5–10 % der Gesamtbevölkerung und bei 20 % der Frauen im gebärfähigen Alter ein Eisenmangel nachgewiesen.[1] Das entspricht in absoluten Zahlen etwa 50 Millionen Menschen in Europa. In der Schwangerschaft, bei Athleten, bei starker Menstruation, gastrointestinalen Blutungen oder bei Digestions- und Absorptionsstörungen tritt oft ein subklinischer oder klinischer Mangel auf.

Volle Eisenspeicher sind unbestrittener Schlüssel für geistiges und körperliches Wohlbefinden, Energie und Leistung. Mangelt es dem Körper an dem Vitalstoff, muss u. a. mit körperlichen und geistigen Leistungseinbußen gerechnet werden. Hierbei sollten vor allem werdende Mütter, Stillende, Kinder, Menschen mit streng pflanzlicher, sprich veganer Ernährung, oder bestimmten Erkrankungen ihre Eisenversorgung im Auge behalten.

Erfreulich ist, dass sich eine kleine Renaissance des alten Spurenelements abzeichnet. Ein neuer Forschungsbereich befasst sich derzeit mit dem Thema pflanzliches Eisen in konzentrierter und standardisierter Form, um eine Alternative zu marktüblichen, oftmals schwer verträglichen Eisensalzpräparaten, die häufig mit Nebenwirkungen verbunden sind, zu schaffen. Der neue Ansatz der pflanzlichen Eisensubstitution ist vielversprechend: wirkungsvoll und sanft zugleich.

2 | Schlüsselnährstoffe

 Eisenmangelklassiker

Ein Mangel an **Eisen** zählt zu den häufigsten Ursachen von Müdigkeits- und Erschöpfungszuständen bei Frauen. Eine Minderversorgung mit dem Nährstoff kann auf einen erhöhten Eisenbedarf, vermehrte Eisenverluste und/oder eine verminderte Eisenresorption zurückgeführt werden. Bereits ein niedriger Ferritinspiegel (latenter Eisenmangel) kann zu pathophysiologischen Veränderungen z. B. der mitochondrialen Respiration oder des Lipid- und Glucosestoffwechsels führen. Erst wenn die Ferritinspeicher weitgehend entleert sind, kommt es zu Störungen im Blutbild und zur charakteristischen Symptomatik.[2, 3]

Vitamin C nimmt bei einem bestehenden Eisenmangel eine besondere Rolle ein, da es die Eisenresorption fördert. Eisen aus der Nahrung wird von der Darmschleimhaut sowohl als Häm- und Nicht-Hämeisen aufgenommen. Hämeisen, das an Hämoglobin und Myoglobin gebundene Eisen, wird gut resorbiert und durch andere Nahrungsmittel im Nahrungsbrei relativ wenig beeinflusst, ganz im Gegensatz zu Nicht-Hämeisen aus pflanzlichen Quellen. Die zusätzliche Einnahme von Vitamin C zur Eisensupplementierung kann die Eisenabsorption verstärken.[4]

Vitamin A (Retinol) fördert die Bildung und Freisetzung neuer Erythrozyten und erleichtert den Einbau des Eisens. Vitamin-A-Mangel kann zu einer gestörten Eisenverwertung und der damit verbundenen hypochromen Anämie führen. Gleichzeitig wird die Verwertbarkeit von Vitamin A durch verschiedene Faktoren beeinflusst, darunter auch Eisenmangel, der die Bioverfügbarkeit von Vitamin A herabsetzt.[5]

 ## Eisenmangelhelfer

Aktuelle Studien belegen, dass **Vitamin D₃** die Aufnahme und Verwertung von Eisen beeinflusst. Demnach hemmt Vitamin D_3 die Produktion von Hepcidin, welches die Eisenresorption stört. Das Akutphaseprotein Hepcidin verfügt über antimikrobielle Aktivität und nimmt eine Schlüsselfunktion in der Regulation der Gewebeverteilung, Resorption und extrazellulären Konzentration von Eisen ein. Ein guter Vitamin-D_3-Status senkt die Transkription des Hepcidingens und reduziert die intrazellulären und systemischen Konzentrationen von Hepcidin, wodurch die systematische Verfügbarkeit von Eisen verbessert wird.[6]

Der Körper bildet ständig neue rote Blutkörperchen (Erythrozyten) im Knochenmark, welche für den Sauerstofftransport von der Lunge ins Gewebe bzw. den Abtransport von Kohlendioxid zurück zur Lunge verantwortlich sind. An der Bildung von Erythrozyten sind neben Eisen selbst auch andere Grundbausteine beteiligt, darunter **Folsäure, Vitamin B₁₂** und **Kupfer**. Ein Mangel an diesen beeinträchtigt die Produktion von Erythrozyten und begünstigt in weiterer Folge die Entstehung von Blutarmut (Anämie), weswegen ihre adäquate Zufuhr von essenzieller Bedeutung ist.[7], [8]

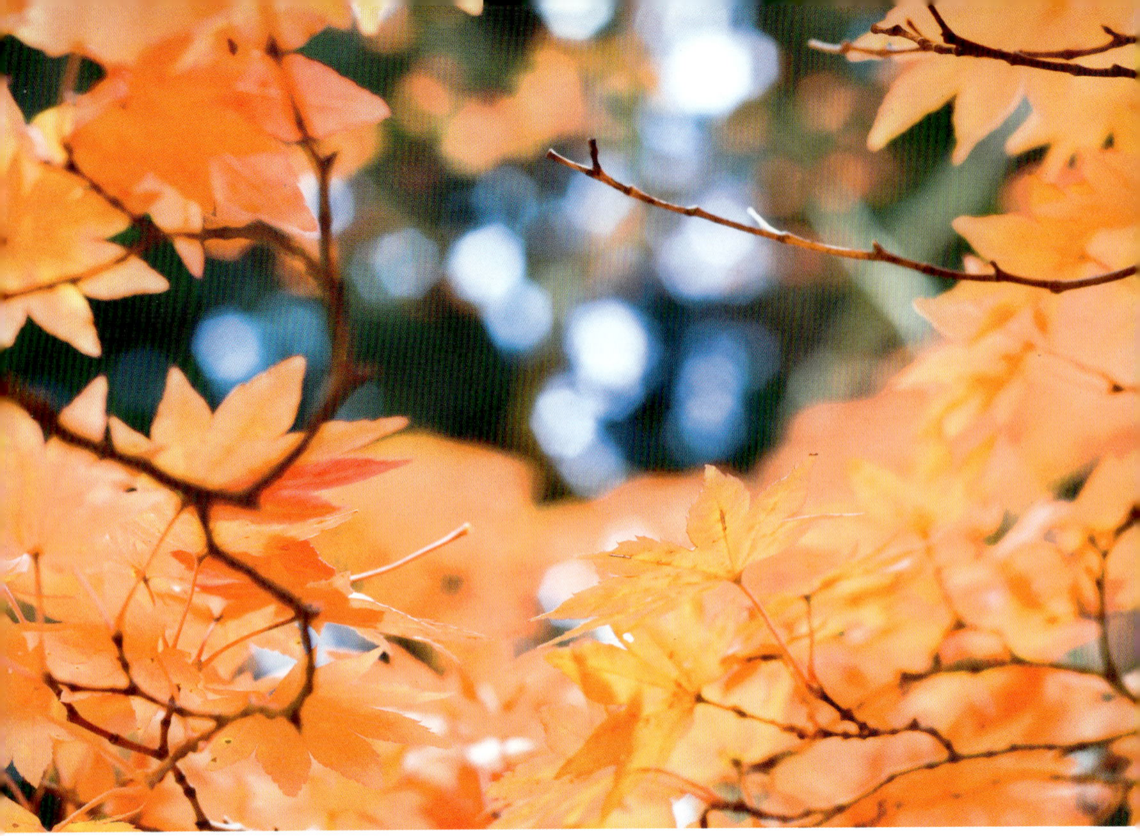

3 | Lifestyleempfehlungen

Bei Eisenmangel zeigt besonders eine Lifestyleempfehlung, die in vielen Studien untersucht wurde, positive Effekte.

Für viele Menschen dürfen Getränke wie Kaffee und Grün- oder Schwarztee im Alltag nicht fehlen. Gerade Frauen mit unentdecktem Eisenmangel greifen besonders gerne zu den koffeinhaltigen Getränken, um der durch den Mangel verursachten Müdigkeit entgegenzuwirken. Die beliebten Muntermacher enthalten Polyphenole, welche zwar einen großen gesundheitlichen Nutzen haben, aber auch die Eisenresorption beeinträchtigen können. **Achten Sie daher auf einen Zeitabstand von zwei bis drei Stunden zwischen der Einnahme von Eisensupplementen und dem Konsum von Kaffee oder Tee** oder verzichten Sie während der Therapie ganz auf diese Genussmittel.[9]

4 | Fragen an die Expertin

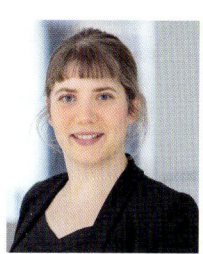

Natalie Lebner, MSc
*Ernährungswissen-
schaftlerin und Mitglied
des MIRACON-Science-
Wissenschaftsteams*

Fördert viel Sport meinen Eisenmangel?

Durch den erhöhten Energieverbrauch bei sportlicher Betätigung ist
der Mikronährstoffbedarf von Sportlern generell erhöht. Wenn der
Körper nicht über genügend Eisen verfügt, kommt es zur verminderten
Versorgung der Muskeln mit Sauerstoff und dadurch zu einer Beeinflussung der sportlichen Leistung. Leistungssportler und vor allem
Frauen mit bestehendem Eisenmangel sollten dieses Spurenelement
daher besonders im Auge behalten und den Eisenstatus im Blut regelmäßig überprüfen lassen.[10]

Was ist das Besondere an pflanzlichem Eisen aus Curryblatt und dem Pilz *Aspergillus oryzae*?

Durch einen Zufall wurde das Curryblatt als hervorragende Quelle
pflanzlichen Eisens entdeckt. Im vergleichenden Eisenresorptionstest
zeigte eine spezielle Zubereitung aus Curryblattextrakt eine bessere
Bioverfügbarkeit als synthetisches Eisenglukonat. In einer Interven-
tionsstudie mit täglich 105 mg Eisen aus dem Curryblattextrakt haben
sich die Serum-Ferritin-Werte der Teilnehmerinnen nach drei Wochen
fast verdoppelt.[11] Eine neue pflanzliche Eisenquelle ergab sich aus der
besonderen Eigenschaft des Pilzes *Aspergillus oryzae*, große Mengen
an Eisen zu speichern und bei Bedarf zu mobilisieren. In einer ersten
klinischen Studie mit 16 Teilnehmerinnen wurde die Absorption des so
produzierten Eisens aus *A. oryzae* (Aspiron, ASP) mit jener von Eisensulfat verglichen und ergab 88 % der Bioverfügbarkeit von Eisensulfat
und damit einen nicht signifikanten Unterschied in der Absorption der
beiden Eisenpräparate. Dies deutet darauf hin, dass das in ASP enthaltene Eisen in einer gut bioverfügbaren Form vorliegt.[12] Eine neue
interessante Quelle gut bioverfügbaren und verträglichen pflanzlichen
Ferritins stellen außerdem gezüchtete Buchweizenkeime dar. Unter-
suchungen zeigten, dass Getreide, Hülsenfrüchte und Samen einen
Ferritineisengehalt von bis zu 69 % aufweisen und bestimmte auf
eisenhaltigem Medium gezüchtete Pflanzensprosse sogar mehr als die
zehnfache Menge an Phytoferritin akkumulieren.[13]–[15] Dadurch eignen
sich besonders diese Samen als Nahrungsergänzungsmittel, da sie die
Zufuhr von pflanzlichem Eisen in signifikanten Mengen ermöglichen.

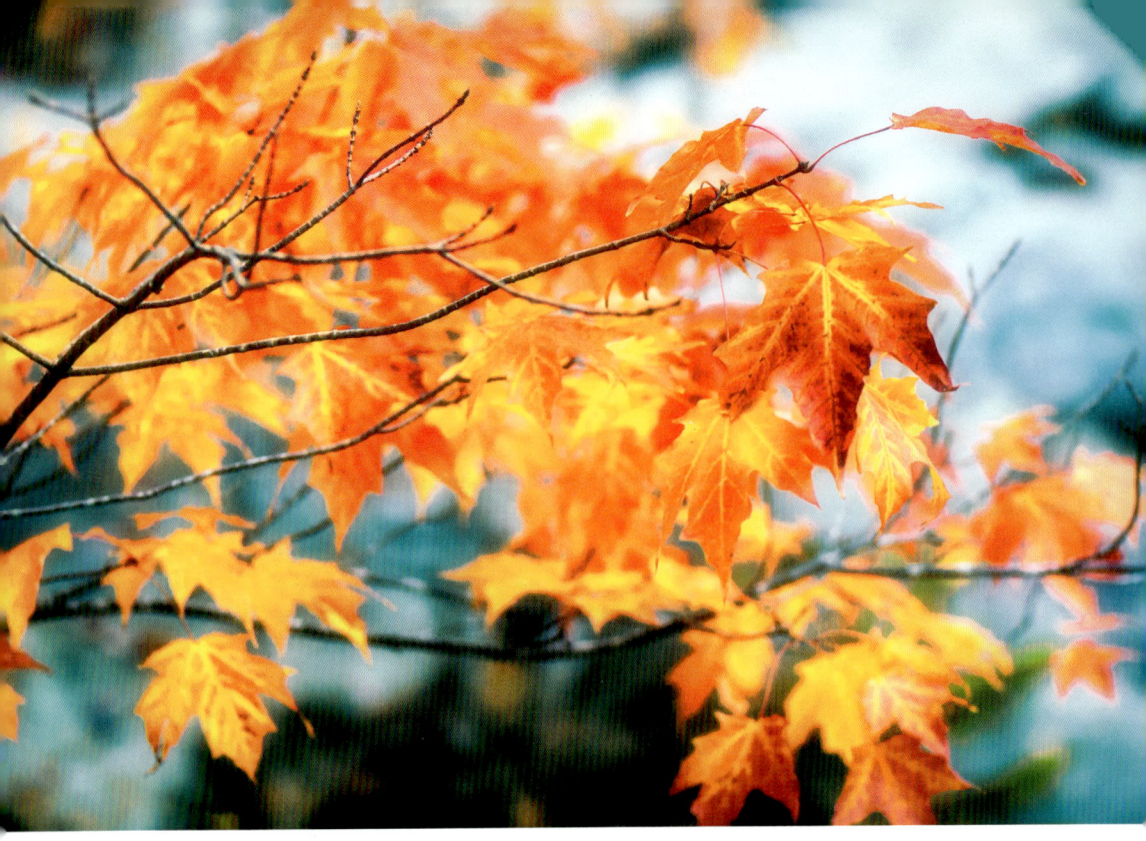

Muss ich hohe Dosen an Eisen zu mir nehmen, um meinen Eisenmangel auszugleichen?

Besonders das Thema der Verträglichkeit ist heutzutage wichtiger denn je: Geltende Leitlinien empfehlen hochdosierte Salze von zweiwertigen Eisens (50 bis 100 mg pro Tag), um niedrigen Eisenspiegeln entgegenzuwirken. Also ganz nach dem Motto „hohe Dosis, starke Wirkung". Dass diese sehr hohen Dosierungen oft nicht vertragen werden, ist ein offenes Geheimnis. Weniger ist daher mehr – niedrig dosiertes Eisen ist effektiver als hoch dosiertes! Bereits vor zwei Jahren hat diese neue Erkenntnis den wissenschaftlichen Mainstream erreicht – leider ohne entsprechende Wellen zu schlagen. Ein Forscherteam der ETH Zürich hatte in einer Studie gezeigt, dass niedrigere Eisenmengen wesentlich effizienter absorbiert werden als hoch dosiertes Eisen. Es bietet sich also an, Eisen in niedrigeren Einzeldosen einzunehmen. Man sieht also: Manchmal muss man auch „eiserne" Grundsätze hinter sich lassen.[16]

Worauf muss ich bei meiner Ernährung im Rahmen einer Eisentherapie achten?

Bei Eisenmangel und Eisenmangelanämie sollte begonnen werden, die Ernährung auf eine möglichst eisenreiche, aber dennoch ausgewogene Kost umzustellen. Gemeinsam mit der geschickten Lebensmittelauswahl und -kombination sollte man zur Behebung der Mangelsituation zusätzlich orales Eisen einnehmen. Eisen ist zwar in fast allen pflanzlichen und tierischen Lebensmitteln enthalten, jedoch meist in geringen Konzentrationen. Bei der Suche nach einem Eisenlieferanten sollte neben dem Gehalt auch immer die Verfügbarkeit des enthaltenen Eisens berücksichtigt werden. Generell gilt Hämeisen aus tierischen Lebensmitteln, wie Rind- oder Schweinefleisch, als besser verfügbar und darüber hinaus als weitgehend unbeeinflussbar, was andere Nahrungsmittelbestandteile betrifft. Die Verfügbarkeit von Nicht-Hämeisen ist hingegen deutlich schlechter und zudem stark dem Einfluss von Förderstoffen (z. B. Vitamin C) und Hemmstoffen (z. B. Calciumsalzen, Polyphenolen, Ballaststoffen) unterworfen. Unter den pflanzlichen Lebensmitteln können Hülsenfrüchte (wie Linsen, Soja), Nüsse (wie Mandeln und Pistazien), Kerne (wie Kürbiskerne und Sesam) sowie Getreideprodukte aus Vollkorn (vor allem Haferflocken) einen Beitrag zur Eisenversorgung leisten.[17] Menschen, die sich überwiegend pflanzlich ernähren, sollten Eisen als potenziell kritischen Nährstoff betrachten und, wenn eine Statuskontrolle einen Bedarf ergeben hat, 12–50 mg Eisen pro Tag zu sich nehmen.

Wie stelle ich fest, ob ich an einem Eisenmangel leide?

Ein echter Eisenmangel kann mithilfe verschiedener labordiagnostischer Parameter festgestellt werden. Als Erstlinienparameter gilt in der klinischen Praxis der Wert des Eisenspeicherproteins Ferritin. Ferritin ist ein besonders empfindlicher Parameter, weil es im Regelfall mit dem im Körper vorhandenen Speichereisen korreliert und das Serumeisen erst abzusinken beginnt, wenn die Eisenspeicher bereits entleert sind. Bei Eisenüberladung und bestimmten Erkrankungen (z. B. Infektionen, Tumoren) kann es jedoch zu falsch erhöhten Ferritinwerten kommen. Idealerweise sollte deshalb auch ein Entzündungsmarker (z. B. CRP) mitbestimmt werden. Darüber hinaus zeigen erniedrigte Eisenkonzentrationen und eine reduzierte Transferrinsättigung – Beladung von Transferrin mit Eisen – einen Eisenmangel an.[3], [18]

5 | Zusammenfassung

Eisenmangel (Empfehlungen pro Tagesdosis)

Eisenmangelklassiker
Eisen: 20–50 mg
Pflanzliches Eisen: 20–50 mg
Vitamin C: 100–500 mg
Vitamin A: 1000 µg

Eisenmangelhelfer	
Die Resorption unterstützend	Vitamin D_3: 2000 I.E. (50 µg)
An der Blutbildung beteiligt	Folsäure: 400 µg Vitamin B_{12}: 100–400 µg Kupfer: 2 mg

Lifestyleempfehlungen

Kaffee und Tee nicht gemeinsam
mit Eisenpräparaten konsumieren

6 | Referenzen

(1)   Hastka, J. et al. 2007. Eisenmangel und Eisenmangelanämie. Deutsche Gesellschaft für Hämatologie und Onkologie.

(2)   Miller, J. L. 2013. Iron Deficiency Anemia: A Common and Curable Disease. *Cold Spring Harb Perspect Med.* 3(7):a011866.

(3)   Weiss, G. 2016. Eisentherapie. *Osterr Arzteztg.* 13/14:18–23.

(4)   Lynch, S. R., Cook, J. D. 1980. Interaction of vitamin C and iron. *Ann N Y Acad Sci.* 355:32–44.

(5)   Miachelazzo, F. B. et al. 2013. The Influence of Vitamin A Supplementation on Iron Status. *Nutrients.* 5(11):4399–4413.

(6)   Gröber, U. 2015. Vitamin D und die Regulation der Hepcidin-Ferroprotin-Achse. *Z Orthomol Med.* 4(04):28–29.

(7)   Koury, M. J., Ponka, P. 2004. New insights into erythropoiesis: the roles of folate, vitamin B12, and iron. *Annu Rev Nutr.* 24:105–131.

(8)   Olivares, M., Uauy, R. 1996. Copper as an essential nutrient. *Am J Clin Nutr.* 63(5):791S–796S.

(9)   Zijp, I. M. et al. 2000. Effect of tea and other dieatary factors on iron absorption. *Crit Rev Food Sci Nutr.* 40(5):371–398.

(10)   Clénin, G. et al. 2015. Iron deficiency in sports - definition, influence on performance and therapy. *Swiss Med Wkly.* 145:w14196.

(11)   Fäth-Neubauer B., Viebahn I. 2012. Biogena Eisen-Interventionsstudie: Pflanzliches Eisen füllt Eisenspeicher. Biogena GmbH & Co KG.

(12)   Reddy, M. B. et al. 2018. Iron Absorption from Iron-enriched Aspergillus oryzae is Similar to Ferrous Sulfate in Healthy Female Subjects. *Curr Dev Nutr.* 2(3):nzy004.

(13)   Zhang, Y. Y. et al. 2021. Opportunities for plantderived enhancers for iron, zinc, and calcium bioavailability: A review. *Compr Rev Food Sci Food Saf.* 20(1):652–685.

(14)   Zielińska-Dawidziak, M. et al. 2014. Sprouted wheat grain with ferritin overexpression as a potential source of iron for cereal product fortification. *Eur Food Res Technol.* 238:829–835.

(15)   Zielińska-Dawidziak, M. et al. 2012. Study on iron availability from prepared soybean sprouts using an iron-deficient rat model. *Food Chem.* 135(4):2622–2627.

(16)   Moretti, D. et al. 2015. Oral iron supplements increase hepcidin and decrease iron absorption from daily or twice- daily doses in iron-depleted young women. *Blood.* 126(17):1981–1989.

(17)   Beck, K. L. et al. 2014. Dietary determinants of and possible solutions to iron deficiency for young women living in industrialized countries: a review. *Nutrients.* 6(9):3747–3776.

(18)   Breymann, C. et al. 2013. Treatment of Iron Deficiency in Women. *Geburtshilfe Frauenheilkd.* 73(3):256–261.

Schlaf

1 | Der Schlaf – Erholung für unseren Körper

Wussten Sie, dass wir rund ein Drittel unseres Lebens, 24 Jahre unseres Daseins oder 3000 Stunden jährlich schlichtweg verschlafen? Dieser „Standby-Modus" ist jedoch auf keinen Fall vergeudete Zeit, denn unser Organismus leistet während dieser wertvollen Ruhephase Erstaunliches. Im Körperinneren läuft währenddessen eine hochorganisierte Kaskade diverser Stoffwechselprozesse ab: Das Immunsystem schaltet auf Hochtouren, Körperzellen regenerieren, das Gewebe wird repariert, die Erlebnisse des Tages verarbeitet und bewertet.

Welchen spürbaren Einfluss Schlaf auf unser Leben hat, bemerken wir meist erst, wenn es mit der ungestörten Nachtruhe nicht mehr so richtig klappen möchte. Dabei ist der Weg in die Arme des Morpheus (griechischer Gott des Traumes) für viele ein holpriger: Rund 30 % der Österreicher wälzen sich in den Schlaf, 51 % schlafen nicht durch, wie eine Studie der Medizi-

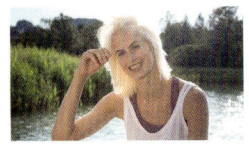

"Ich habe Probleme beim Ein- und Durchschlafen, wälze mich oftmals stundenlang im Bett herum. Ich weiß, wie wesentlich ein gesunder Schlaf für meine Gesundheit ist. Deswegen ist es mir wichtig, meinen Körper dabei zu unterstützen, genug Erholung zu finden."

nischen Universität Wien ergab.[1] Dauerhafte Schlafstörungen sind nicht nur ein Stimmungs- und Leistungsräuber, sie schädigen auch unsere Gesundheit: Herz und Immunabwehr leiden, das Risiko für Diabetes und Übergewicht steigt.

Gerade für Schlafgeplagte ist es daher wichtig für ein ideales Schlafklima zu sorgen – ganz gemäß dem Motto: „Wie man sich bettet, so liegt man." Hierzu zählen ein bequemes Bett mit ausgewählter Matratze genauso wie eine dunkle und ruhige Schlafatmosphäre und ein gut durchlüfteter Raum (Raumtemperatur: 16–19 Grad Celsius). Zudem sollte der Abend im Zeichen der Entspannung stehen (z. B. Spaziergänge, Entspannungsbad, leichte Bettlektüre); schwere Mahlzeiten und koffeinhaltige Getränke sollten in frühere Tageszeiten verlegt werden.

Auch innere Schützenhilfe kann dem Körper geboten werden. So können Schlafsuchende von ausgewählten Mikronährstoffen und Pflanzenextrakten profitieren, die zum einen das Nervenkostüm stressgeplagter Menschen stärken, zum anderen die Einschlafzeit verkürzen und das Durchschlafen erleichtern können. Auf einen erholsamen Schlaf und einen noch erfolgreicheren Tag.

2 | Schlüsselnährstoffe

 Schlafklassiker

5-Hydroxytryptophan (5-HTP) ist eine Zwischenstufe bei der Umwandlung der Aminosäure Tryptophan in den Neurotransmitter Serotonin, welches wiederum in das „Schlafhormon" **Melatonin** umgewandelt wird. Ein reduzierter Serotoninspiegel führt zu reduzierten Melatoninwerten während der Nachtstunden. Eine Substitution mit 5-HTP kann die Melatoninwerte erhöhen sowie ein gestörtes Schlafverhalten und Schlaflosigkeit normalisieren.[2]

Vor allem indigene Kulturen kennen die Heilkraft der Kräuter zur Behandlung von Schlafstörungen. Zwei wichtige Vertreter sind **Ashwagandha** (*Withania somnifera*) und **Hopfen** (*Humulus lupulus*). Die Pflanzenart Ashwagandha wird seit mehr als 3000 Jahren in der ayurvedischen Medizin verwendet und nicht umsonst auch Schlafbeere genannt. Das Potenzial des gut verträglichen Pflanzenextrakts zur Behandlung von Schlaflosigkeit und Angstzuständen hat eine aktuelle Studie belegt. Demnach kann die Verabreichung von Ashwagandha die Schlafqualität verbessern und die Einschlafzeit verkürzen.[3] Des Weiteren zeigen Forschungen, dass Extrakte von Ashwagandha und Hopfen GABA-ähnliche Aktivität aufweisen. **GABA** ist ein Neurotransmitter im Gehirn, der die Aktivität der Neuronen herunterreguliert und dadurch eine beruhigende Wirkung hat.[4]

Schlafhelfer

In einer Anwendungsbeobachtung über sechs Wochen wurde der Einfluss eines Hanföl-Hanfextrakt-Präparats mit niedrig dosiertem **Cannabidiol** (CBD) (30 mg CBD/d) auf gesunde Personen mit Schlafproblemen untersucht. Alle Aspekte von Schlaf, der Schlafqualität, der Stresswahrnehmung und des Wohlbefindens verbesserten sich hochsignifikant. Dass sich die Verbesserung der Schlafqualität, die Verringerung von Stress und die Erhöhung des Wohlbefindens gleichzeitig und durchgehend nachweisen lassen, lässt auf eine grundlegende und umfassende physiologische Wirkung der Hanfpflanze und des enthaltenen CBDs schließen.[5]

Schlafausgleicher

Stress ist ein regelrechter Schlafräuber, weswegen unsere Nerven oftmals Unterstützung im hektischen Alltag brauchen. **B-Vitamine** spielen sowohl in der Energiebereitstellung als auch im Nervenstoffwechsel eine entscheidende Rolle. Daher werden sie auch als „Antistress-Vitamine" bezeichnet. Eine erhöhte Zufuhr aller Vitamine des B-Komplexes kann bei stressbedingter Symptomatik zudem therapeutisch wirken, da die B-Vitamine das kardiovaskuläre System beeinflussen, das Nervensystem stabilisieren und sich positiv auf unseren Schlaf auswirken.[6]

Magnesium spielt bei unserem Schlafverhalten ebenfalls eine Rolle, insbesondere wenn unsere Nerven durch Stress blank liegen. Magnesium unterstützt die normale Funktion des Nervensystems und kann die Schlafqualität so maßgeblich beeinflussen.[7] Im Stressstoffwechsel spielt Magnesium eine besondere Rolle, denn hohe Dosierungen des Mineralstoffs beeinflussen Stressreaktionen positiv, indem Magnesium die Blut-Hirn-Schranke überwindet und die Freisetzung von Stresshormonen vermindert.[8]

Stress spielt eine zentrale Rolle bei Schlafproblemen. Weitere Informationen zu Schlüsselnährstoffen, die bei Stress helfen können, finden Sie im Kapitel „Stress und Resilienz".

3 | Lifestyleempfehlungen

Bestimmte in vielen Studien untersuchte Lifestyleempfehlungen zeigen besonders positive Effekte auf den Schlaf.

Die richtige Ernährung kann einen wesentlichen Beitrag zu unserer Schlafqualität leisten und Ein- und Durchschlafproblemen präventiv entgegenwirken. Obwohl die derzeitige Studienlage zu bestimmten Ernährungsmustern als Schlafmodulatoren vielversprechend ist, bedarf es auf diesem Feld noch ein paar Jahre Forschung, um konkrete Empfehlungen auszusprechen. Dennoch weiß man bereits, dass **schwer verdauliches Essen wie fettes Fleisch, Fisch und Milchprodukte, blähende Gemüsesorten und stark zuckerhaltige Speisen den Darm belasten und einem erholsamen Schlaf entgegenwirken**. Im Gegensatz dazu können leichte und fettarme Speisen, spätestens am frühen Abend genossen, sowie der Verzicht auf koffeinhaltige Getränke die Schlafqualität verbessern.[9]

Alkohol wirkt sich auf viele Bereiche des Körpers nachweislich negativ aus und wird auch mit einer schlechten Schlafqualität in Verbindung gebracht. Eine aktuelle Studie hat in diesem Zusammenhang ergeben, dass **der Konsum von Alkohol negative Auswirkungen auf die Entspannung des Körpers** hat und somit die Erholung beeinträchtigt. In der Regel sollten Männer weniger als 30 g, Frauen weniger als 20 g Alkohol pro Tag zu sich nehmen. Gemessen in Standardgläsern entsprechen 10–12 g Alkohol etwa 0,3 l Bier, ⅛ l Wein, 0,1 l Sekt oder 4 cl Schnaps.[10]

Regelmäßige Bewegung hält unseren Körper fit und wirkt sich auch auf den Schlaf aus. Der Effekt von körperlicher Betätigung auf unsere Schlafqualität ist schon seit vielen Jahren Gegenstand der Forschung. Es herrscht weitgehend Einigkeit darüber, dass uns Bewegung helfen kann, unsere Schlafqualität und -dauer zu steigern, um dadurch erholt in den neuen Tag starten zu können. Gleichzeitig steigert regelmäßige Bewegung auch das persönliches Wohlbefinden – Grund genug, um heute noch aktiv zu werden! Versuchen Sie es doch mit **sanften Yoga- oder Pilates-Bewegungen. Sie sorgen zusätzlich für Entspannung vorm Schlafengehen**.[11]

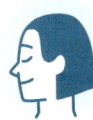

Verschiedene Faktoren können unseren Schlaf negativ beeinflussen; Stress zählt zu den häufigsten Gründen für Ein- und Durchschlafprobleme. Dabei bringen uns neben privaten Problemen auch berufsbedingte oftmals zum Grübeln und halten uns von einem erholsamen Schlaf ab. **Sorgen Sie für Entspannung und gönnen Sie sich Ihre tägliche Portion Ruhe.** Wie wäre es beispielsweise mit einer täglichen Meditation vor dem Zubettgehen? Damit tun Sie nicht nur Ihrem Geist etwas Gutes, sondern sorgen auch für einen erholsamen Schlaf.[12]

Rauchen ist ein Risikofaktor, weswegen die Rauchentwöhnung als eine der wirksamsten Lifestylemaßnahmen zur Vorbeugung vieler Erkrankungen gilt. Daneben kann Rauchen aber auch unsere Schlafqualität beeinträchtigen – das belegen aktuelle Studien. **Demnach leiden Raucher öfter unter Schlafstörungen als Nichtraucher.** Profitieren Sie also vom gesundheitlichen Vorteil der Rauchentwöhnung und verbessern Sie Ihre Schlafqualiät.[13]

4 | Fragen an die Expertin

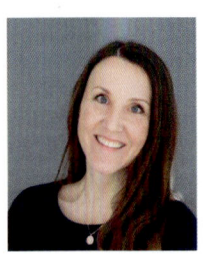

Mag. Margit Weichselbraun
*Ernährungswissen-
schaftlerin und Mitglied des
MIRACON-Science-Wissen-
schaftsteams*

Wie kann ich zusätzlich für Erholung in meinem Schlafzimmer sorgen?

Auch wenn manche es gerne besonders warm im Schlafzimmer mögen – achten Sie auf Temperaturen zwischen 16 und 19 Grad Celsius und halten Sie den Raum dunkel und lärmgeschützt. Des Weiteren sind auch Rituale vor dem Zubettgehen hilfreich, um die Schlafqualität positiv zu beeinflussen – ganz egal, ob es sich dabei um Lesen, Fernsehen, Stricken oder ein Entspannungsbad handelt. Nehmen Sie sich Zeit für Aktivitäten, die Ihnen Spaß machen und helfen, den Kopf vom hektischen Alltag freizubekommen. Machen Sie das regelmäßig, denn es fördert laut Schlafmedizinern einen erholsamen Schlaf besonders. Achten Sie auch darauf, mindestens eine halbe Stunde vor dem Schlafengehen offline zu gehen und das Schlafzimmer selbst zu einer elektronikfreien Zone zu machen. Studien haben in diesem Zusammenhang nämlich gezeigt, dass das blaue Licht von Elektrogeräten wie Laptop, Handy, aber auch E-Book-Reader die Ausschüttung von Melatonin verzögert.[14]

Was bewirkt das Schlafhormon Melatonin genau?

Bei Melatonin, genauer gesagt N-Acetyl-5-Methoxytryptamin, handelt es sich um einen Metaboliten des Tryptophanstoffwechsels, der aus Serotonin gebildet wird und den Schlaf-wach-Rhythmus des menschlichen Körpers reguliert. Sowohl die Synthese als auch die Ausschüttung werden durch den tages- und jahreszeitenabhängigen Hell-Dunkel-Zyklus reguliert, wobei Dunkelheit stimulierend und Licht hemmend auf die Melatoninausschüttung wirken. Dementsprechend sind die Melatoninspiegel nachts bis zu zehnmal höher als untertags. Auch bestimmte Darmzellen verfügen über die enzymatische Ausstattung, Melatonin aus Tryptophan zu bilden. Bei tryptophanreicher Ernährung (u. a. Sojabohnen, Nüssen, Haferflocken, Käse, Eier, Linsen) bildet deshalb auch der Darm höhere Mengen an Melatonin.[15]

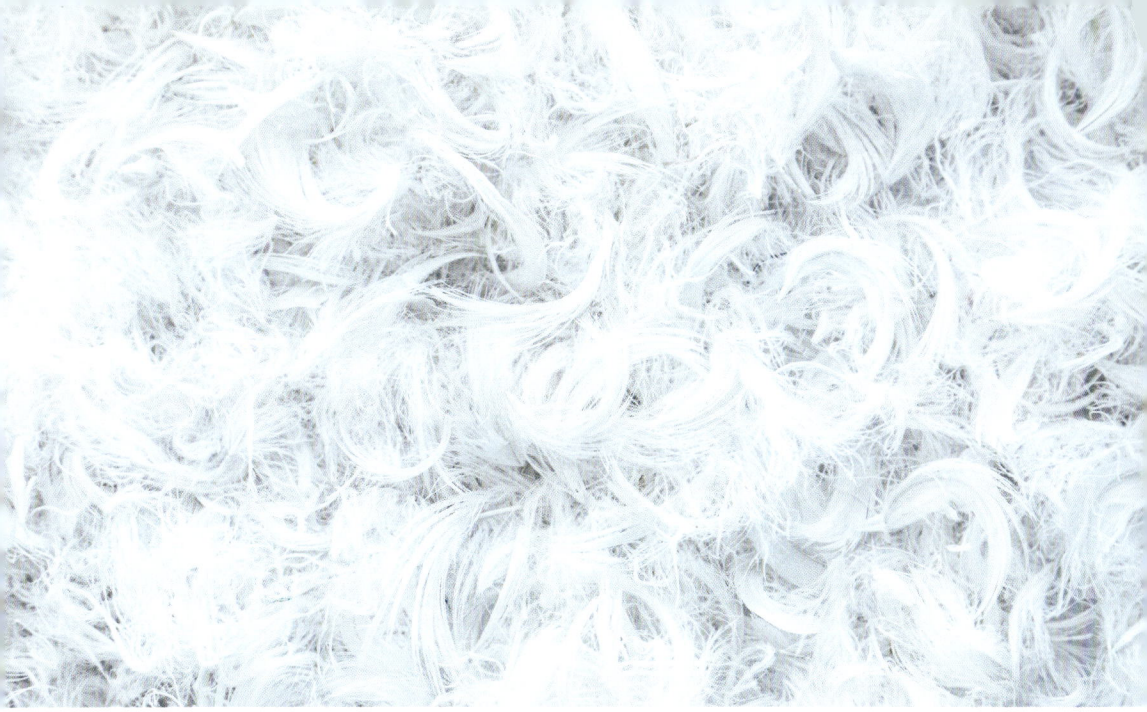

Helfen sogenannte „Betthupferl" beim Einschlafen?

Wer kennt sie nicht, die beliebte warme Milch mit Honig aus der Kindheit, die als altes Hausmittel beim Einschlafen helfen soll? Für die Wirksamkeit des wohltuenden Getränks gibt es tatsächlich wissenschaftliche Evidenz. Milch enthält relativ große Mengen an L-Tryptophan, dem Ausgangsstoff für die körpereigene Melatoninproduktion. Damit die Aminosäure allerdings auch im Gehirn aufgenommen wird, bedarf es eines Kohlenhydrats, beispielsweise Honigs. Das macht die Honigmilch zu einem perfekten „Betthupferl", theoretisch zumindest. Praktisch gesehen bedarf es aus wissenschaftlicher Sicht allerdings mehrerer Gläser Milch, um auf jene Mengen L-Tryptophan zu kommen, die unseren Schlaf nachweislich fördern. Nichtsdestotrotz spricht nichts gegen das wohltuende Getränk, solange es Ihnen zur Entspannung verhilft, denn sie ist wesentlich für einen erholsamen Schlaf.[16],[17] Alternativ kann man mit Honig und Pflanzenmilch, auch wenn diese nur wenig Tryptophan enthält, ähnliche Entspannungseffekte erzielen.

5 | Zusammenfassung

Schlaf (Empfehlungen pro Tagesdosis)

 Schlafklassiker

5-HTP: 100–300 mg

Ashwagandha: 50 mg

Hopfen: 50 mg

Melatonin: 1–5 mg

 Schlafhelfer

Cannabidiol: 30 mg

 Schlafausgleicher

Nervenunterstützer

Vitamin B_1: 5–10 mg
Vitamin B_6: 50–300 mg
Magnesium: 300–450 mg

Lifestyleempfehlungen

Tägliche Portion
Ruhe gönnen

Ausgewogen
ernähren

Alkoholkonsum
reduzieren

Viel bewegen

Nikotinkonsum
einschränken

6 | Referenzen

(1) Medizinische Universtität Wien. 2018. https://www.meduniwien.ac.at/web/ueber-uns/ news/detailseite/2018/news-im-maerz-2018/oesterreicher-leiden-haeufiger-an-schlaf- problemen-als-frueher/. Zugegriffen am 22.04.2020.

(2) Balogh, A. 2001. Drug for the treatment of sleep disorders – review. *Z Arztl Fortbild Qualitatssich.* 95(1):11–16.

(3) Langade, D. et al. 2019. Efficacy and Safety of Ashwagandha (Withania somnifera) Root Extract in Insomnia and Anxiety: A Double-blind, Randomized, Placebo-controlled Study. *Cureus.* 1(9):e5797.

(4) Mehta, A. K. et al. 1991. Pharmacological effects of Withania somnifera root extract on GABAA receptor complex. *Indian J Med Res.* 94:312–315.

(5) Viebahn, I., Fäth-Neubauer, B. 2018. Mit Hanf endlich gut schlafen. Biogena GmbH & Co KG.

(6) Lichtstein, K. L. et al. 2008. Vitamins and Sleep: An Expolartory Study. *Sleep Med.* 9(1): 27–32.

(7) Boyle, N. B. et al. 2017. The Effects of Magnesium Supplementation on Subjective Anxiety and Stress – A Systematic Review. *Nutrients.* 9(5):429.

(8) Kasel, U., Rempfer. N. 2013. pH-abhängiges Lösungsverhalten. Magnesiumverbindungen im Vergleich. *Biogena Inside.*

(9) St-Onge, M. P. et al. 2016. Effects of Diet on Sleep Quality. *Adv Nutr.* 7(5):938–949.

(10) Pietilä, J. et al. 2018. Acute Effect of Alcohol Intake on Cardiovascular Autonomic Regula- tion During the First Hours of Sleep in a Large Real-World Sample of Finnish Employees: Observational Study. *JMIR Ment Health.* 5(1):e23.

(11) Banno, M. et al. 2018. Exercise can improve sleep quality: a systematic review and me- ta-analysis. *Peer J.* 6:e5172.

(12) Kim, F. J., Dimsdale, J. E. 2019. The Effect of Psychosocial Stress on Sleep: A Review of Polysomnographic Evidence. *Behav Sleep Med.* 5(4):256–278.

(13) Liao, Y. et al. 2019. Sleep quality in cigarette smokers and nonsmokers: findings from the general population in central China. *BMC Public Health.* 19(1):808.

(14) Tähkämö, L. et al. 2019. Systematic review of light exposure impact on human circadian rhythm. *Chronobiol Int.* 36(2):151–170.

(15) Martin, M. 2006. Labormedizin in der Naturheilkunde. 3. Auflage. Elsevier GmbH, Urban & Fischer Verlag.

(16) Fakhr-Movahedi, A. et al. 2018. Effect of milk-honey mixture on the sleep quality of coro- nary patients: A clinical trial study. *Clin Nutr ESPEN.* 28:132–135.

(17) Friedman, M. 2018. Analysis, Nutrition, and Health Benefits of Tryptophan. *Int J Trypto- phan Res.* 11:1178646918802282.

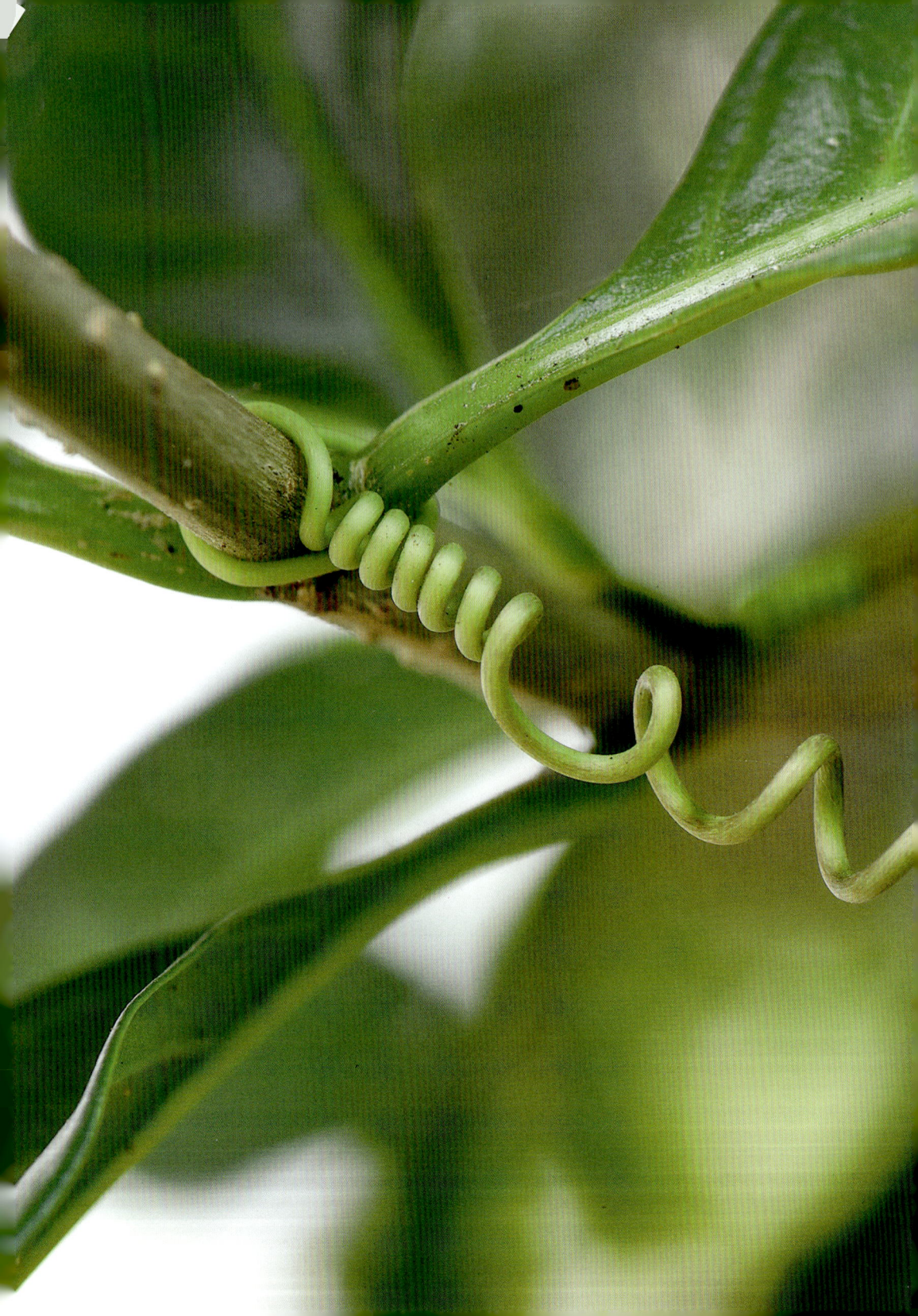

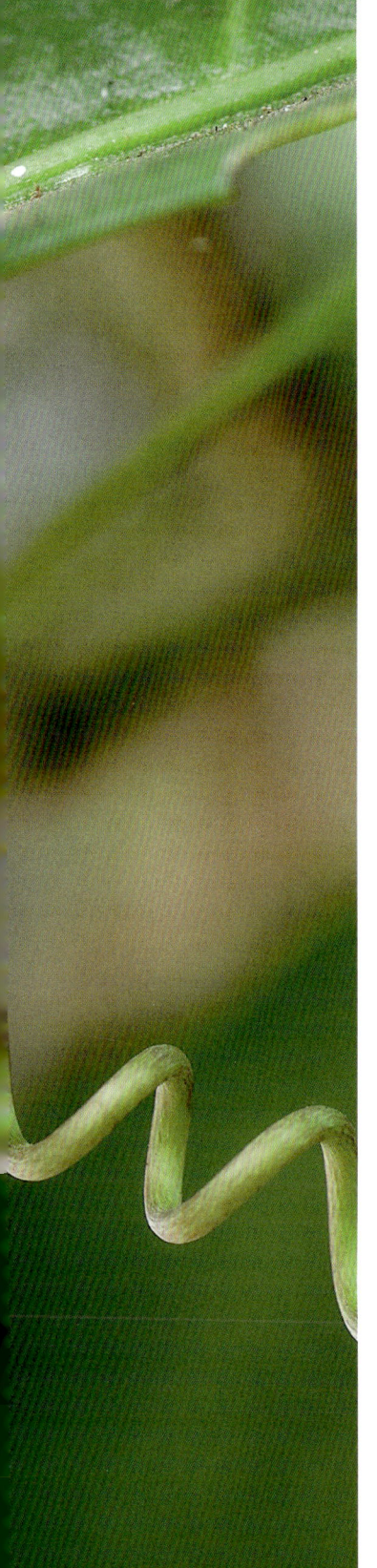

Stress & Resilienz

1 | Stress – ein unliebsamer Begleiter des Alltags

„Stress" ist nicht nur ein geflügeltes Wort unserer Gesellschaft, sondern gefühlte Realität vieler Menschen. Laut einer großen deutschen Studie stehen 75 % der Berufstätigen manchmal bis häufig unter Stress, den sie nicht selten mit nach Hause nehmen und an Familienmitglieder übertragen.[1]

Stress ist kein neuartiges Phänomen, sondern ein Erbe der Vorzeit. Über Jahrtausende hinweg haben sich bei akuten Gefahren zwei Urreaktionen bewährt: Flucht oder Kampf – hierauf ist unser Körper bis heute getrimmt. Ging es unseren Vorfahren ums nackte Überleben, stressen uns in unserer modernen Welt andere Dinge: eine drohende Entlassung, Versagensängste oder Leistungsdruck. Doch egal, was die Ursache ist, die Stressreaktion läuft nach wie vor nach dem gleichen alten Muster ab: Der Atem beschleunigt sich, Blutdruck und Puls steigen an, die Muskelanspannung steigt. Obwohl kurzfristiger Stress

95

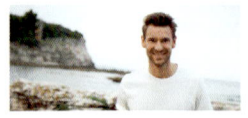

„Beruf, Familie und Freizeit unter einen Hut zu bringen, fällt mir nicht immer so leicht. Ich spüre, wie der Alltag meinen Körper unter Stress setzt und welche negativen Auswirkungen das auf meine Gesundheit hat. Resilienz ist etwas, an dem ich noch arbeiten muss."

(z. B. in Prüfungssituationen) durchaus beflügeln kann, kann andauernder Stress Körper und Psyche strapazieren und sogar krank machen. Während die physiologischen Stressreaktionen bei jedem Menschen gleich ablaufen, ist die Stresswahrnehmung von Mensch zu Mensch unterschiedlich. Wo einige sagen: „Ich kann nicht mehr!", wirft Menschen mit hoher Resilienz nichts so schnell aus der Bahn. Diese Stehaufmännchen halten auch starker Stressbelastung stand und erholen sich von deren negativen Folgen vergleichsweise schnell. Die individuelle Resilienz ist jedoch nicht in Stein gemeißelt, sondern kann gelernt und gestärkt werden. Bestimmte Mikronährstoffe und Pflanzenextrakte greifen in Stoffwechselprozesse regulierend ein und können so einen günstigen Einfluss auf die Stressresistenz haben. Leider bleibt eine ausgewogene und nährstoffreiche Ernährung gerade in Stresssituationen oft auf der Strecke. Ausgewählte Mikronährstoffe können uns hier wappnen und bei Stress den Rücken stärken. Denn richtig versorgt, meistert sich das Leben besser.

2 | Schlüsselnährstoffe

 Stress-Ausgleicher

Magnesium kommt bei Stressreaktionen eine besondere Bedeutung zu, da das Mineral eine wichtige Rolle bei der Erregungsleitung im Nervensystem sowie bei der Speicherung und Freisetzung von Neurotransmittern und Hormonen spielt. Die Freisetzung von Stresshormonen lässt sich einerseits durch eine hohe Magnesiumzufuhr vermindern, andererseits ist der Magnesiumbedarf bei physischem oder psychischem Stress erhöht.[2]

B-Vitamine spielen sowohl in der Energiebereitstellung als auch im Nervenstoffwechsel eine entscheidende Rolle. Daher werden sie auch als „Antistress-Vitamine" bezeichnet. Eine erhöhte Zufuhr aller Vitamine des B-Komplexes kann bei stressbedingter Symptomatik zudem therapeutisch wirken, da sie das Herz-Kreislauf-System beeinflussen, das Nervensystem stabilisieren und sich positiv auf beeinträchtigte Magen-Darm-Funktionen auswirken. Zudem ist ihr Bedarf bei körperlichen und psychischen Belastungen erhöht.[3]

Die **Gamma-Aminobuttersäure (GABA)** ist der wichtigste zentral hemmende Neurotransmitter im Gehirn und zeigt eine beruhigende und besänftigende Wirkung auf die Nervenbahnen.[4] Pharmakologisch aktive Substanzen wie Valium und andere benzodiazepinhaltige Medikamente üben ihre beruhigende Wirkung aus, indem sie die Bildung von GABA im Gehirn stimulieren.[5] Forschungen zeigen, dass Extrakte von **Ashwagandha** GABA-ähnliche Aktivität haben und so ebenfalls für einen beruhigenden Effekt verantwortlich sind.[6]

Extrakte aus der **Ginseng**wurzel *(Panax ginseng)* enthalten Ginsenoside, welche die Toleranz des Organismus gegenüber psychischem und physischem Stress erhöhen.[7] Ginsenoside können in Stresssituationen die Cortisol- und Testosteronspiegel sowie die Vermehrung der weißen Blutkörperchen erhalten und die Folgen eines stressinduzierten oxidativen Stresses abmildern.[8]

Rhodiola rosea hat aufgrund der beschriebenen positiven Effekte auf die Gesundheit in den letzten Jahren starkes Interesse vonseiten der klinischen Forschung geweckt. Mittlerweile sind die positiven Wirkungen auf das Nervensystem, die Konzentrationsfähigkeit und die Stressresistenz gut dokumentiert.[9] So kann in Stresssituationen eine verbesserte kognitive Funktion sowie eine Reduktion der mentalen Erschöpfung nachgewiesen werden.[10]

Stress hat nachweislich negative Auswirkungen auf die Zusammensetzung der Darmbakterien und verändert unsere Darmflora nachhaltig. Die gezielte Zufuhr von **Probiotika** mit unterschiedlichen **Laktobazillen** und **Bifidobakterien** hilft, das Gleichgewicht der Darmflora wiederherzustellen und die Stressresistenz des Körpers zu steigern. So lindern Probiotika während Stressgeschehen negative Emotionen, verbessern kognitive Funktionen und zeigen ein großes Potential bei der Linderung von psychischem Stress.[11] In diesem Zusammenhang spielt auch **Safran** eine Rolle, da seine wichtigsten Inhaltsstoffe Crocetin, Crocin und Safranal eine Wirkung auf die Hypothalamus-Hypophysen-Nebennierenrinden-Achse ausüben. Dabei handelt es sich um das wichtigste neuroendokrine System des Körpers, das verschiedene physiologische Stressreaktionen steuert.[12]

Die beiden Spurenelemente **Zink und Selen** wirken antioxidativ. Oxidantien entstehen unter anderem durch chronischen, physischen oder psychischen Stress, können Schäden an Zellwänden sowie an der Doppelmembran der Mitochondrien verursachen und stören die Neurotransmitterübertragung sowie die Informationsverarbeitung im Gehirn.[13]

3 | Lifestyleempfehlungen

Viele Studien haben gezeigt, dass bestimmte Lifestyleempfehlungen besonders positive Effekte auf Stress haben.

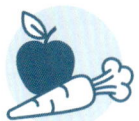

Obwohl es keine Anti-Stress-Diät per se gibt, sorgt **eine ausgewogene Ernährung nicht nur für reichlich Energie, sondern hilft auch dabei, die Nerven in stressigen Zeiten zu stärken.** Dabei sorgen buntes Obst und Gemüse, möglichst saisonal und regional, ballaststoffreiche Hülsenfrüchte, Nüsse, Getreideprodukte, hochwertige Eiweißquellen und Gesundheitsöle ((z. B.. Lein- und Leindotteröl) für die Zufuhr von reichlich Magnesium, B-Vitaminen, Zink und Selen als auch mehrfach ungesättigten Fettsäuren. Hören Sie also im stressigen Alltag auf Ihre Nerven und achten Sie auf einen abwechslungsreichen Speiseplan.[14]

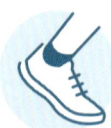

Regelmäßige Bewegung hält nicht nur fit, sondern wirkt sich auch positiv auf unsere Nerven aus. Der Effekt von körperlicher Betätigung auf unser Nervensystem ist schon seit vielen Jahren Gegenstand der Forschung. Es herrscht weitgehend Einigkeit darüber, dass uns Bewegung helfen kann, unsere Nerven zu beruhigen und dadurch den Kopf freizubekommen. Gleichzeitig steigert regelmäßige Bewegung auch Ihr persönliches Wohlbefinden – Grund genug, um heute noch aktiv zu werden. Versuchen Sie es doch mit sanften Yoga- oder Pilatesbewegungen. Sie sorgen zusätzlich für Entspannung.[15]

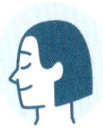

Stress – meist ausgelöst durch Zeit- und Leistungsdruck, Konflikte und Reizüberflutung – versetzt den Körper in Alarmbereitschaft. Das hat zur Folge, dass sich Herzschlag, Blutdruck und Blutzuckerspiegel erhöhen, mehr Magensäure ausgeschüttet wird und Gehirn sowie Muskeln verstärkt mit Sauerstoff und Blut versorgt werden – der Körper ist energiegeladen. Wenn der Stresszustand allerdings andauert und chronisch wird, schadet er unserem Körper. Studien haben in diesem Zusammenhang gezeigt, dass vor allem Yoga und Meditation helfen können, Stress abzubauen und den Körper zu entspannen. **Gönnen Sie sich also Ihre tägliche Portion Ruhe und sorgen Sie für genug Entspannungspausen.**[16], [17]

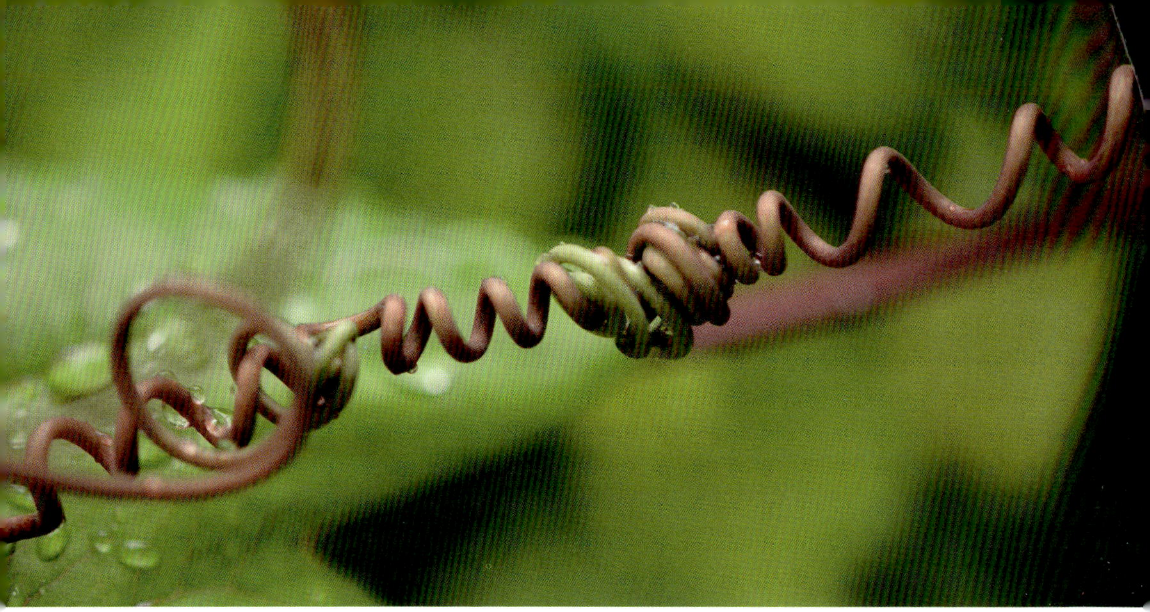

4 | Fragen an die Expertin

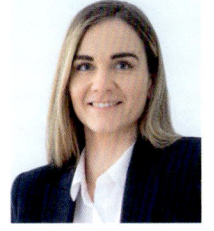

Dipl.-Ing. Sophie Humer
*Lebensmitteltechnologin,
Yoga-Lehrerin und Mitglied
des MIRACON-Science-
Wissenschaftsteams*

Welche Lebensmittel sind besonders hilfreich gegen Stress?

Bei Stress können Magnesium, Zink, Selen und B-Vitamine helfen, unsere Nerven zu stärken und somit die Stressresilienz zu steigern. Aus diesem Grund ist es hilfreich, zu Lebensmitteln zu greifen, die einen besonders hohen Anteil an diesen Mikronährstoffen enthalten. So weisen beispielsweise Hirse, Reis, Haferflocken und Sojabohnen besonders viel Magnesium auf. Ein hoher Anteil an Zink findet sich vor allem in Austern, Para-, Erd- und Walnüssen, Linsen, Rindfleisch und Hartkäsesorten (z. B. Emmentaler). Wenn man vermehrt Selen zu sich nehmen möchte, sollte man zu Fisch, weißen Bohnen und Eiern greifen. B-Vitamine kommen vor allem in Lebensmitteln wie Fleisch, Fisch, grünem Gemüse wie Zucchini, Grünkohl und Spinat, Getreide, Erdnüssen, Bananen und fast allen Hülsenfrüchten vor.[18]

Was versteht man unter der Darm-Hirn-Achse?

Sie kennen es bestimmt: Stress und Sorgen, die auf den Magen schlagen, die berühmten Schmetterlinge im Bauch oder das Bauchgefühl. Diese Verbindung zwischen Gehirn und Verdauungstrakt wird vereinfacht ausgedrückt „Darm-Hirn-Achse" genannt. Diese steht seit einigen Jahren im Fokus der Forschung und es wurde deutlich, welchen Einfluss der Magen-Darm-Trakt auf unsere Denkweise, Taten und Gefühle hat. Grund dafür ist die Kommunikation, die zwischen unserem Gehirn ((Zentralnervensystem, ZNS) und unserem Verdauungssystem (enterischem Nervensystem, ENS) stattfindet. Und diese Kommunikation verläuft komplexer ab, als man denkt, und zwar über Millionen von Nervenzellen, welche das ENS bilden, und über den sogenannten Vagusnerv, der Signale zwischen dem ZNS und dem ENS hin- und herschickt. Konkret bedeutet das, dass nicht nur das ZNS Befehle an unser ENS schickt, sondern dass auch unser Darm für Anweisungen verantwortlich ist. Aus diesem Grund wird unser Darm auch zurecht als „zweites Gehirn" bezeichnet. Die Kommunikation selbst geschieht über Botenstoffe, sogenannte Neurotransmitter wie Dopamin, Serotonin und GABA. In diesem Zusammenhang spielen auch die Bakterien in unserem Darm, also unsere Darmflora, eine tragende Rolle. Diese bilden nämlich hormonähnliche Stoffe und kurzkettige Fettsäuren, die ebenfalls der Kommunikation zwischen dem ZNS und dem ENS dienen. Man sollte zudem nicht vergessen, dass auch der Großteil des Glückshormons Serotonin im Darm produziert wird. Das ist der Grund, warum unsere Darmflora nicht nur Einfluss auf unsere Emotionen und unser Gedächtnis ausübt, sondern auch auf unser Stressempfinden. Lassen Sie daher regelmäßig die Zusammensetzung Ihrer Darmflora in Form einer Mikrobiomanalyse im Labor untersuchen und unterstützen Sie Ihre Darmflora durch Probiotika wie Lakto- und Bifidobakterien, wenn sie durch Stress aus den Fugen gerät.[19], [20]

Gibt es Yoga-Übungen, die Sie besonders bei Stress empfehlen?

Yoga-Übungen können in stressigen Zeiten sehr gut dazu beitragen, die Ruhe zu bewahren. Hier helfen oft schon ein paar bewusste Atemzüge. Lenken Sie die Aufmerksamkeit auf Ihre Füße. Spüren Sie die Fußsohlen am Boden. Das erdet und sorgt für Ruhe. Nehmen Sie ein paar tiefe Atemzüge und legen Sie den Fokus bewusst auf die Ausatmung. Eine lange Ausatmung aktiviert den parasympathischen Ast des vegetativen Nervensystems. Das beruhigt. Eine spezielle Atemübung (in Sanskrit Pranayama) aus dem Yoga ist zum Beispiel Bhramari pranayama. Hier atmet man für 5 Sekunden ein und bis zu 15 Sekunden aus und wiederholt diesen Rhythmus ein paar Minuten lang. Bei der Ausatmung macht man zusätzlich ein Geräusch, das wie das Summen einer Biene klingt. Dies erleichtert die Verlängerung der Ausatmung. Mein Tipp, wann immer es mal grenzwertig oder schon zu viel wird: tief durchatmen![21]

5 | Zusammenfassung

Stress & Resilienz (Empfehlungen pro Tagesdosis)

 Stressausgleicher

Magnesium: 300–1000 mg

Vitamin B$_6$: 100–300 mg

Vitamin B$_{12}$: 100–1000 µg

GABA: 500 mg

Ashwagandha: 500 mg

Adaptogene Wirkung	Ginseng: 100–500 mg *Rhodiola rosea*: 200–400 mg
Darmflora-unterstützende Wirkung	Probiotika: 800–1000 mg (10 Milliarden vermehrungsfähige Keime)
Antioxidantien	Zink: 10 mg Selen: 30 µg

Lifestyleempfehlungen

Tägliche Portion
Ruhe gönnen

Ausgewogen
ernähren

Viel bewegen

6 | Referenzen

(1)   Deutsche Techniker Krankenkasse. 2016. Entspann dich, Deutschland – TK Stress-studie. Online verfügbar unter https://www.tk.de/re-source/blob/2026630/9154e4c-71766c410dc8 59916aa798217/tkstressstudie-2016-data.pdf. Aufgerufen am 06.05.2020.

(2)   Vink, R., Nechifor, M. 2011. Magnesium in the Central Nervous System. University of Adelaide Press.

(3)   Young, L. M. et al. 2019. A Systematic Review and Meta-Analysis of B Vitamin Supplementation on Depressive Symptoms, Anxiety, and Stress: Effects on Healthy and "At-Risk" Individuals. *Nutrients.* 11(9):2232.

(4)   Adou, A. M. et al. 2006. Relaxation and immunity enhancement effects of gamma-amino-butyric acid (GABA) administration in humans. *Biofactors.* 26(3):201–208.

(5)   Cheng, T. et al. 2018. Valium without dependence? Individual $GABA_A$ receptor subtype contribution toward benzodiazepine addiction, tolerance, and therapeutic effects. *Neuropsychiatr Dis Treat.* 14:1351–1361.

(6)   Mehta, A. K. et al. 1991. Pharmacological effects of Withania somnifera root extract on GABAA receptor complex. *Indian J Med Res.* 94:312–315.

(7)   Liao, L.Y. et al. 2008. A preliminary review of studies on adaptogens: comparison of their bioactivity in TCM with that of ginseng-like herbs used worldwide. *Chin Med.* 13:57.

(8)   Hwang, H. J. et al. 2007. Combined effects of swim training and ginseng supplementation on exercise performance time, ROS, lymphocyte proliferation, and DNA damage following exhaustive exercise stress. *Int J Vitam Nutr Res.* 77(4):289–296.

(9)   Kucinskaite, A. et al. 2004. Experimental analysis of therapeutic properties of Rhodiola rosea L. and its possible application in medicine. *Medicina (Kaunas).* 40(7):614–619.

(10)   Walker, T. B., Robergs, R. A. 2006. Does Rhodiola rosea possess ergogenic properties? Int *J Sport Nutr Exerc Metab.* 16(3):305–315.

(11)   Zhang, N. et al. 2019. Probiotic supplements for relieving stress in healthy participants: A protocol for systematic review and meta-analysis of randomized controlled trials. *Medicine (Balitmore).* 98(20):e15416.

(12)   Farzi, A. et al. 2018. Gut Microbiota and the Neuroendocrine System. *Neurotherapeutics.* 15(1):5–22.

(13)   Birangane, R. S. et al. 2011. A Review of Antioxidants. *J Indian Acad Oral Med Radiol.* 23(5):S351–S353.

(14)   Brookie, K. L. et al. 2018.. Intake of Raw Fruits and Vegetables Is Associated With Better Mental Health Than Intake of Processed Fruits and Vegetables. *Front Psychol.* 9:487.

(15)   Sharma, A. et al. 2006. Exercise for Mental Health. *Prim Care Companion J Clin Psychiatry.* 8(2):106.

(16)   Sharma, H. 2015. Meditation: Process and effects. *Ayu.* 36(3):233–237.

(17)   Woodyard, C. 2011. Exploring the therapeutic effects of yoga and its ability to increase quality of life. *Int J Yoga.*4(2):49–54.

(18)   Souci, S. W., Fachmann, W. 2011. Lebensmittel für die Praxis. Wissenschaftliche Verlags-
         gesellschaft Stuttgart.

(19)   Martin, C. R., et al. 2018. The Brain-Gut-Microbiome Axis. *Cell Mol Gastroenterol Hepatol.*
         6(2):133–148.

(20)   Appleton, J. 2018. The Gut-Brain Axis: Influence of Microbiota on Mood and Mental Health.
         Integr Med (Encinitas). 17(4):28–32.

(21)   Brilla, L. R. 2012. Perspectives on Breathing in Sports and Health.
         JJ Sports Med Doping Stud. doi: 02. 10.4172/2161-0673.1000e121.

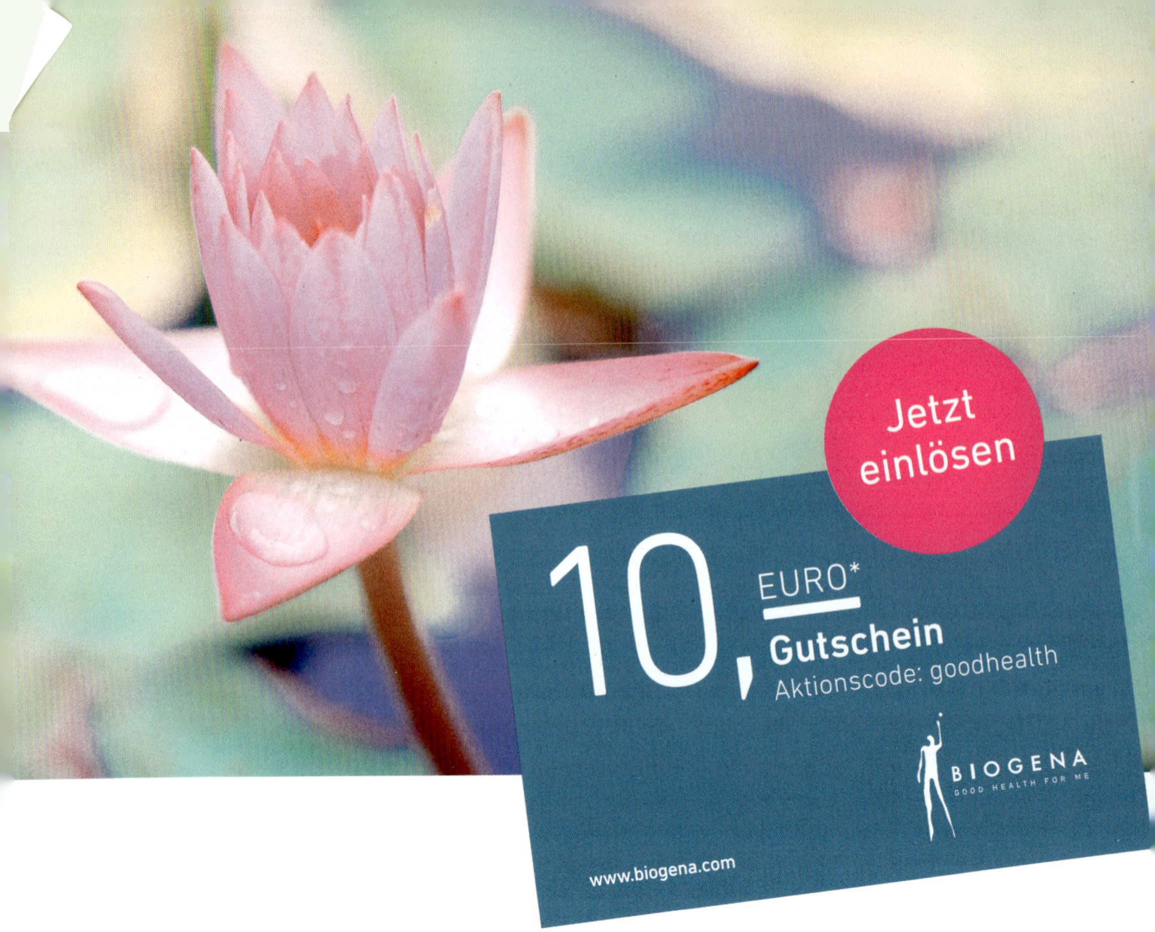

Jetzt einlösen

10, EURO*
Gutschein
Aktionscode: goodhealth

BIOGENA
GOOD HEALTH FOR ME

www.biogena.com

GOOD HEALTH FOR YOU

Mit unserem 10-Euro-Gutschein möchten wir Ihnen Freude und Wohlbefinden schenken! Geben Sie den Gutscheincode **goodhealthcoach** im Bestellprozess an und sparen Sie. Der Gutschein gilt bis **31.12.2022** ab einem Einkaufswert von 50 Euro.

Einloggen auf
www.biogena.com

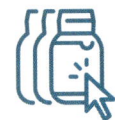

Lieblingsprodukt
wählen

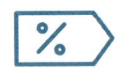

Gutscheincode
goodhealth

*Rabatt-Gutschein gültig bis 31.12.2022. Einmalig pro Person einlösbar im Biogena-Store oder im Webshop unter www.biogena.com. Mindestbestellwert: 50 Euro.